JN028694

ホントに不眠!?

ナースのためのせん妄対策

山川 宣 著

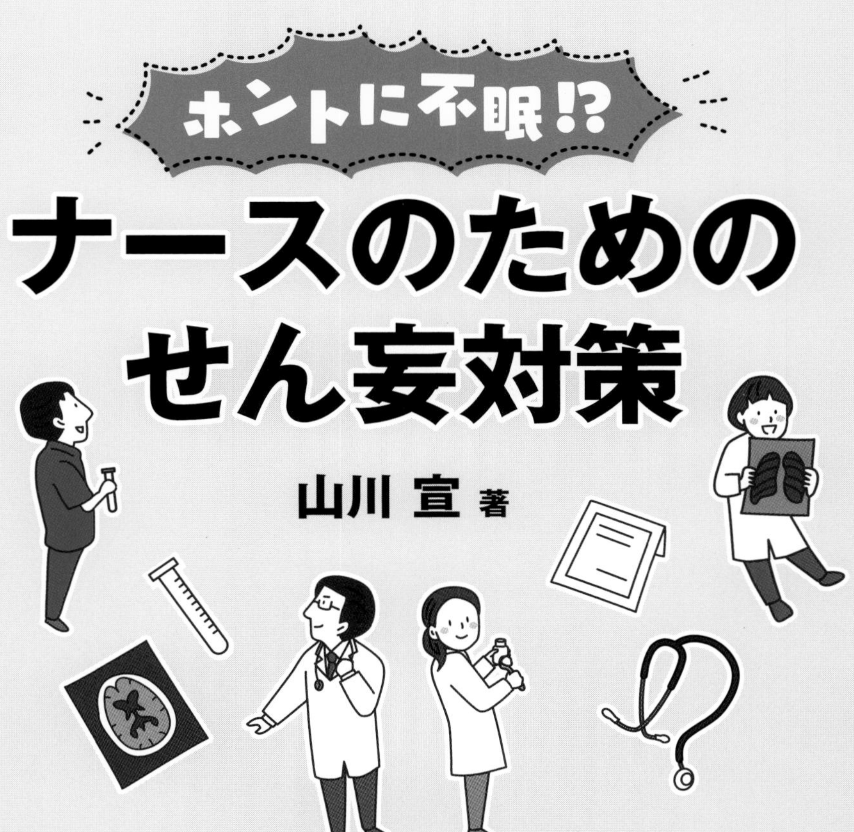

南江堂

はじめに

せん妄は，今日ますます医療現場に負担となっている問題です．10年前にはそれほどたくさん書籍もありませんでしたが，今は違います．よく私は，研修医に「専門外のことだったら，看護師さん向けの本を読むとよいよ．医療知識・参考文献などもしっかりしていて，ひととおりのことがよくわかるから」とおすすめしたりしています．せん妄についても，私は日本で出版された医師向け・看護師向けの書籍はひととおり目をとおしていますし，どれも非常にすぐれた内容です．国立がん研究センター先端医療開発センター主導で開発されたDELTA（DELirium Team Approach）プログラムのような対策パッケージがあります．にもかかわらず，今日の医療現場で「楽になった」，「もう大丈夫」とは感じにくい，なぜなのでしょうか？

本書は，その理由を解明し，困っている看護現場と，さまざまなすぐれたせん妄治療・対策との橋渡しをすることを目標にしています．私自身は，せん妄の専門家＝精神科医のトレーニングは受けていません．内科，そして緩和ケア病棟・チームでの診療が主です．だからこそ，精神科の専門家の発信する正しい情報が，一般の医療スタッフにいかに届きにくいかを知っています．

橋渡しが目的のため，せん妄の医学・看護学の教科書的知識は最小限に留めています．「せん妄のことはよくわからない，でも今日なんとかしなければならない」，そんな精神科が専門ではない一般の医療スタッフが，精神科的な詳細な判断方法や，薬剤の知識をそのまま吸収するのは，医療情報が数年で倍になるといわれている現在，大きな負担で時間もかかることだからです．

せん妄は「意識障害」が中核となった精神症状です．意識障害・認知機能の改善がせん妄自体の治療の目標となりますが，看護現場で困っているのは，意識障害や認知機能の低下そのものでなく，特に人手の限られる夜間の不眠・不穏だと思います．一方，入院環境はもともと不眠になりがちです．目の前の不眠がせん妄の症状の１つなのか，単なる不眠なのか，判断には専門的スキルが必要です．しかし入院患者の高齢化の現実から，「入院するような病気を抱えているせん妄ハイリスク患者の不眠」は，せん妄が生じるものとして対応しないと不都合が生じます（いわゆる睡眠薬は，せん妄の原因となるため）．そうであるなら，専門的知識を駆使して，夜間の不眠をせん妄か不眠か判断するのは，二の次でもよいかもしれません．

また，せん妄はさまざまな疾患の全身的影響としての意識障害であることも多く，どんなにせん妄を予防しようとしても，入院のきっかけとなった疾患の影響を大きく減らしたり，疾患が治療もせずに改善するわけではありません．これらから，せん妄予防には根本的な限界があり，せん妄が生じることは避けられません．現場で困っている不眠への対応は，まさにせん妄対策の一部となるわけです．

今日行わなければならない第一の課題は，専門的知識を駆使して意識障害・認知機能の低下を食い止めること（＝せん妄そのものの専門的治療）ではなく，病気を治すための医療安全を乱す夜間の不眠・不穏を，看護師さんが使いやすい薬剤でどのように対応するかです．

本書が，せん妄対策でありながら，せん妄そのものではなく，まず不眠をターゲットにしているのはこの理由からです．

せん妄をくわしく勉強したい方には，本書の内容は物足りない部分もあるでしょう．そのような意欲や知識のある方は，ぜひ他のすぐれた成書をあわせてご覧ください．そして，得られた専門的な知識を，まわりの医療スタッフが無理なく実践できるようにする工夫を，本書と一緒に考えていただけると幸いです．そして私のホームページ「せん妄.jp」に，ぜひご意見ください．

2022年5月

神鋼記念病院緩和治療科
山川 宣

目　次

第 1 章

せん妄対策の入門
せん妄を知る

不眠を制すれば，せん妄を制す？

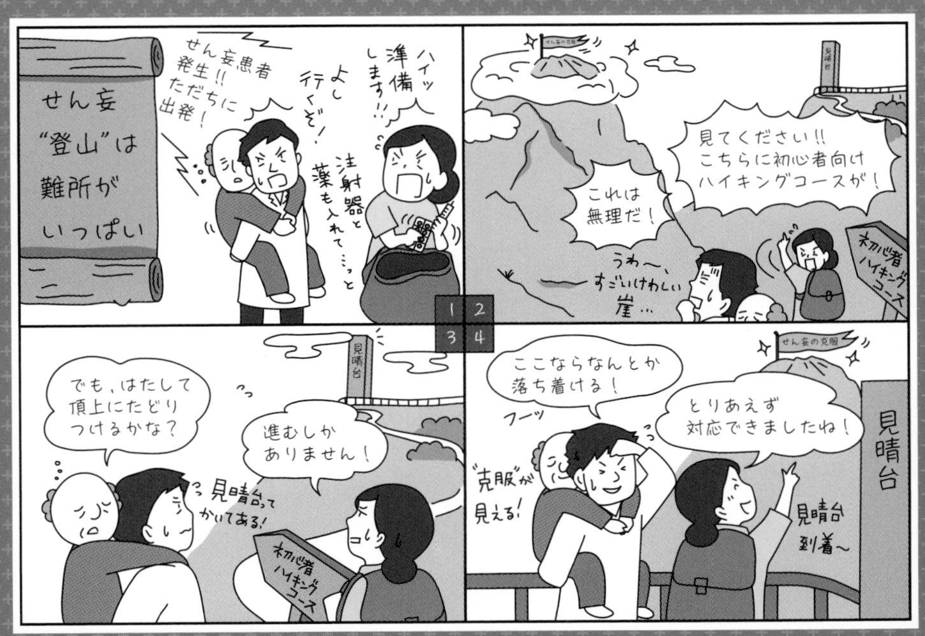

せん妄
“登山”は
難所が
いっぱい
せん妄患者
発生!!
ただちに
出発!
よし
行くぞ!
ハイッ
準備
します!!
注射器と
薬も入れて…っと
せん妄の克服
見てください!!
こちらに初心者向け
ハイキングコースが!
これは
無理だ!
うわ〜、
すごいけわしい
崖…
初心者
ハイキング
コース
見晴台
でも,はたして
頂上にたどり
つけるかな?
進むしか
ありません!
見晴台って
かいてある!
初心者
ハイキング
コース
せん妄の克服
ここならなんとか
落ち着ける!
フーッ
とりあえず
対応できましたね!
見晴台
“克服”が
見える!
見晴台
到着〜

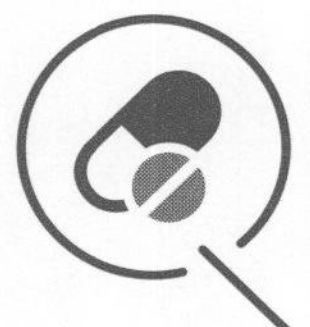

せん妄患者はすべての一般病棟の課題

社会の高齢化と医療の進歩により，入院患者さんの平均年齢は著しく上昇しています．以前なら考えられなかった高齢者への高度な手術，がんや繰り返す誤嚥性肺炎での入院，超高齢の心不全患者さんや糖尿病や認知症の合併…．このような患者さんが入院したらどうなるか，みなさんの脳裏には「せん妄」の文字が必ず浮かんでいることでしょう．

さらに，認知症やせん妄を合併していると死亡率が高い[1]など，一般診療を行う病棟にとって深刻な問題と化しています．

どんな診療科も逃れることができないのがせん妄で，せん妄対策はすべての医療現場において求められています．

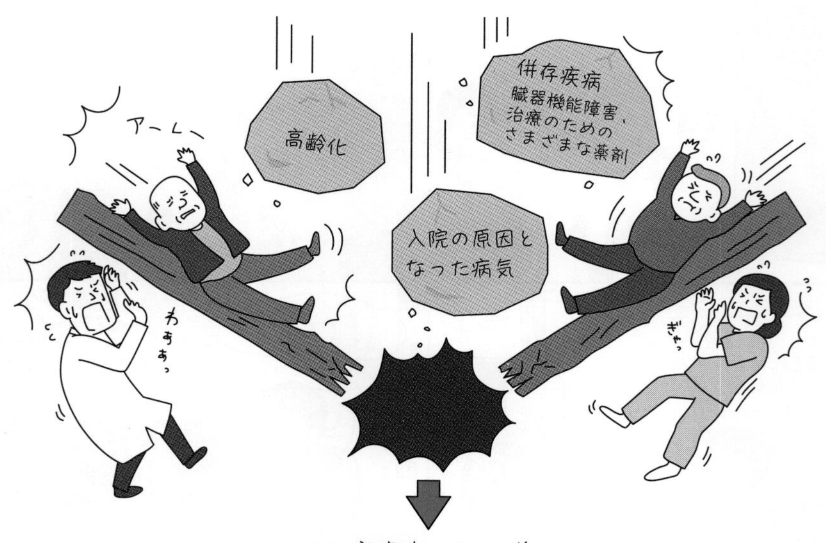

経験も知識もないと本格的な登山は無理

すべての診療科にかかわるせん妄ですが，精神症状が前面にでてきます．使用される薬剤は，抗精神病薬が主体です．これらの薬剤の使用方法に，一般の医療スタッフは慣れていません．「せん妄」の診断は精神科の専門的な定義がありますが，こちらにも慣れていません．

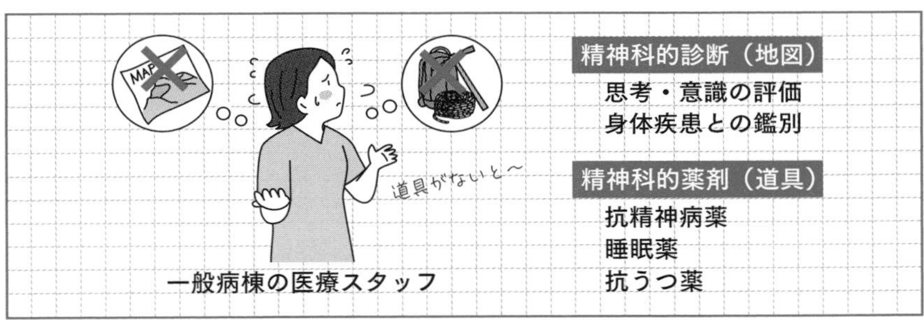
MAP
道具がないと〜
一般病棟の医療スタッフ
精神科的診断（地図）
思考・意識の評価
身体疾患との鑑別
精神科的薬剤（道具）
抗精神病薬
睡眠薬
抗うつ薬

不慣れな病態に，不慣れな薬剤で立ち向かう．そして相手はさまざまな疾患を複数もった高齢者…．通常の薬剤の使用では有害事象が強くでる恐れがあります．とても専門的で高度な実践が要求されます．

これはズバリ一言で，「無理です」．ハイキングくらいしかしたことがない登山者が，地図もなく，熟練の登山家向けのけわしい岩山にいきなり挑む，これは勇気ではなく無謀です．なぜ一般病棟のせん妄治療がうまくいかないのか，理由をいろいろ考えてみましょう．

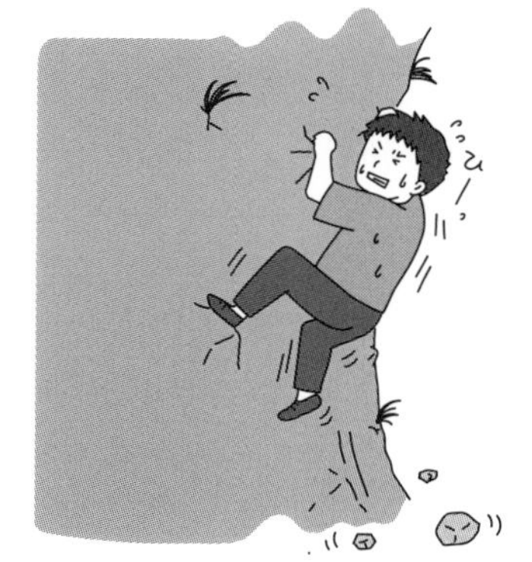

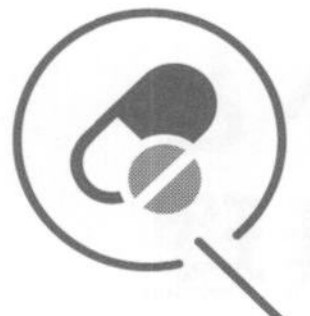

せん妄治療は常に正しく理想であるべき？

1 “正しい”せん妄治療

一般的なせん妄治療の流れをみてみます．たとえば，右図のような流れは，どのせん妄の本にも書かれています．「せん妄は原因をきちんと考えてから」，「原因を取り除く引き算である」，「薬で寝かすのは最終手段」などなど．

1. 診断する
2. 原因を考える
3. 原因を治療する・除去する
4. どうしようもない場合，薬を使用する（寝かせる）

これらはすべて正しいことを述べています．また，せん妄に限らずどのような疾患でも，あたり前のことのようにも思えます．

2 実際の病棟では…

しかしこれを一般病棟の業務にあてはめたらどうなるでしょうか．

今晩，あなたの病棟で，適切に患者さんを診断し，患者さんごとに適切な手順を判断し，専門的な治療や薬剤の変更，さらには抗精神病薬をその患者さんにとって必要な量を調整して投与する…できるでしょうか．

また，正しいせん妄治療によって，いくらかせん妄の重症度が改善したとしましょう．でもそのために，数時間以上の時間や，薬を使わない対応のために患者さんや医療スタッフが疲労困憊してしまったら．何十人もいる他の患者さんの治療に手が回らなくなったら….

いかがでしょうか．理想の手順はあくまで理想であって，あらゆる現場で

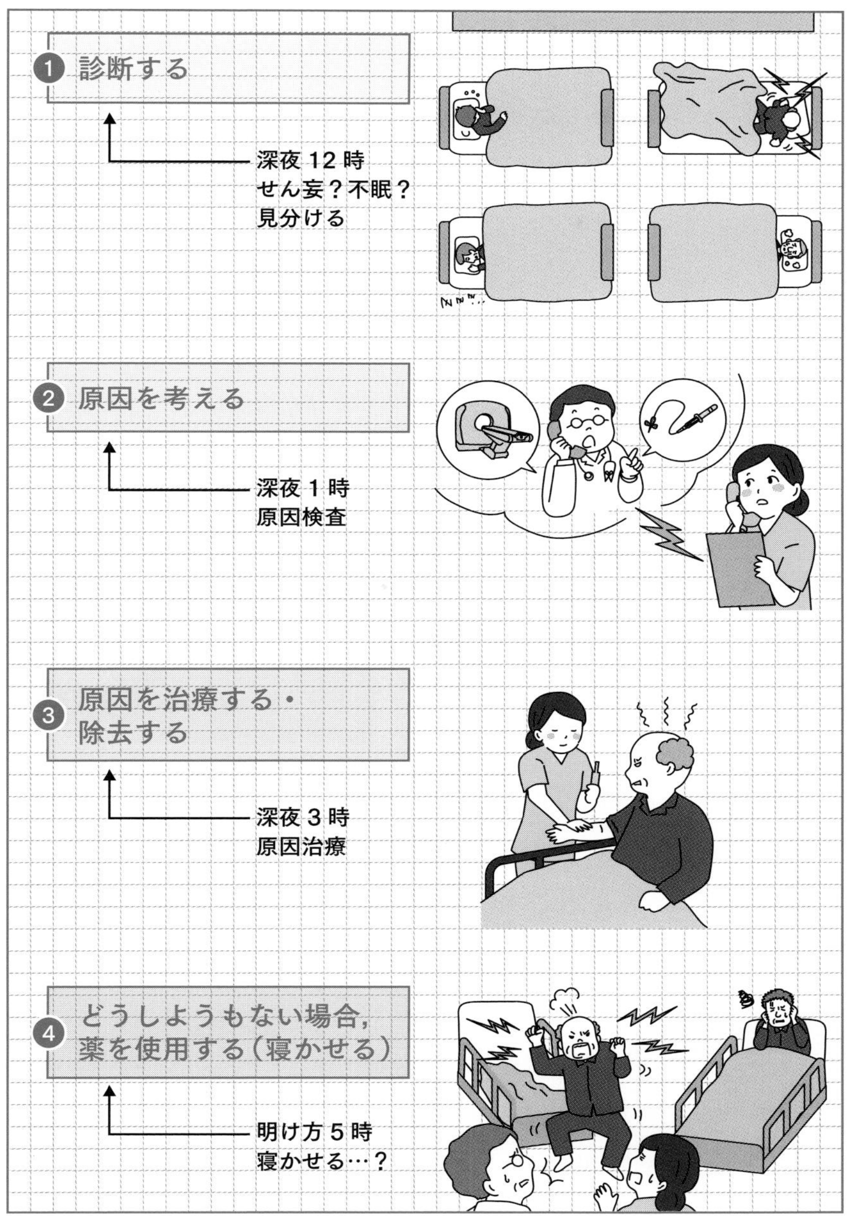
❶ 診断する
深夜 12 時
せん妄？不眠？
見分ける
❷ 原因を考える
深夜 1 時
原因検査
❸ 原因を治療する・
除去する
深夜 3 時
原因治療
❹ どうしようもない場合，
薬を使用する（寝かせる）
明け方 5 時
寝かせる…？

そのまま実践できるとは限りません．行う医療スタッフの技量や患者さんの状態にも大きく左右されます．

3 正しい道は苦難の道

ここで視点を変えてみましょう．「せん妄の治療」は，せん妄をとにかく克服しなければなりません．しかし，せん妄には原因があります．入院患者さんであれば，通常それは入院の原因となった病気です．その治療がうまくいかなければ，どうやってもせん妄は克服できません．「目の前の病気，症状を正しく治せばよい」という一般の疾患の手法が通用しにくい「せん妄の難所」です．

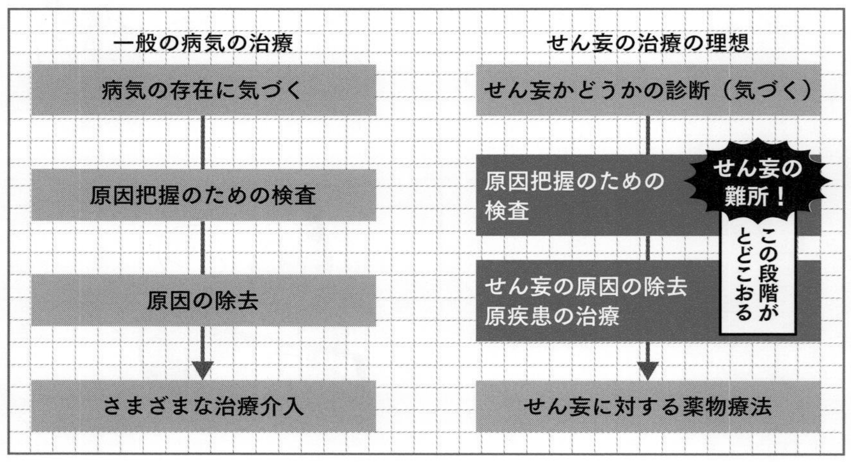

逆説のせん妄対策

定説：正しい最短距離の道で早くたどりつく

逆説！ せん妄対策の第一歩：せん妄は正しい道が難所でふさがれている

難所を迂回するのも…

「せん妄の改善」は目標ではない！

せん妄対策の目標として大事なことは，もともとの疾患の治療です．それがうまくいくためには，入院病棟の管理がうまくいかなければなりません．そうでなければ，せん妄患者さん本人だけでなく，病棟の他の患者さんの病気すらうまく治らないのです．

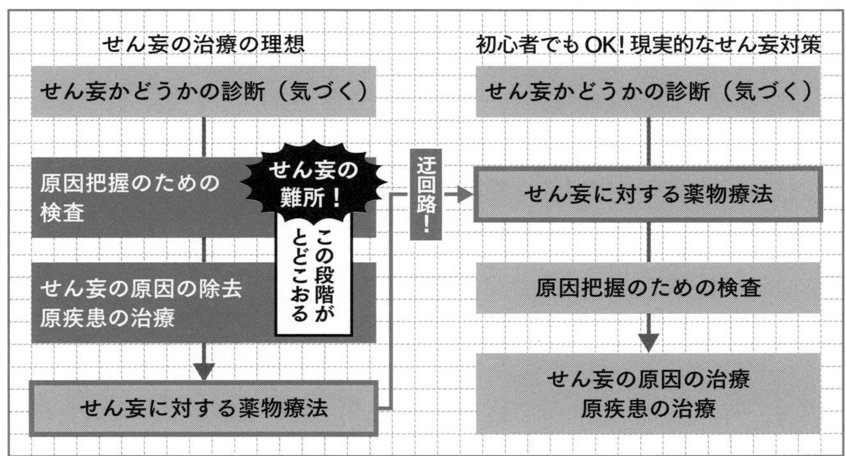

せん妄対策がまだ浸透していない医療現場では，せん妄は夜間に不穏行動として発見されることが多くなります．「人手の少ない夜には安全に寝てもらう」，これ

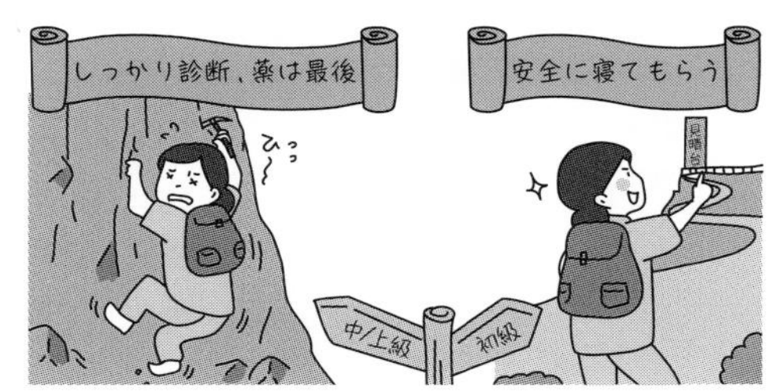

しっかり診断，薬は最後
安全に寝てもらう
ひ～
中/上級
初級

が第一歩にして最大のせん妄対策です．

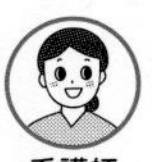
看護師

「え，でも原因をちゃんと突きとめないで寝かすのは乱暴では？」

そのとおりです．でも，みなさんは入院した原因の病気については「専門家」です．体の病気の変化について，わざわざこの本で一般病棟の専門家のみなさんに対して触れるのは，釈迦に説法というものです．せん妄が起こっていても，起こっていなくても，患者さんの体の変化をきちんと捉える，それはせん妄対策の本でお節介をすることではありません．病棟管理＝病気の治療・状態の観察が円滑に行われるのが大事です．つまり，一般病棟の医療スタッフでも十分行える手軽な手段で，患者さんが落ち着いて（少なくとも夜は寝る）くれれば，後はいつもどおりのみなさんの日常業務をするだけです．

もちろん，この方針でたどりつくのはあくまで途中の「見晴台」．せん妄対策のゴールではありません．しかし，最初から難所でつまずいて痛い思いをするより，途中まででもまずたどりつく，それが今日せん妄に困っている現場の第一歩として，とても重要ではないでしょうか．

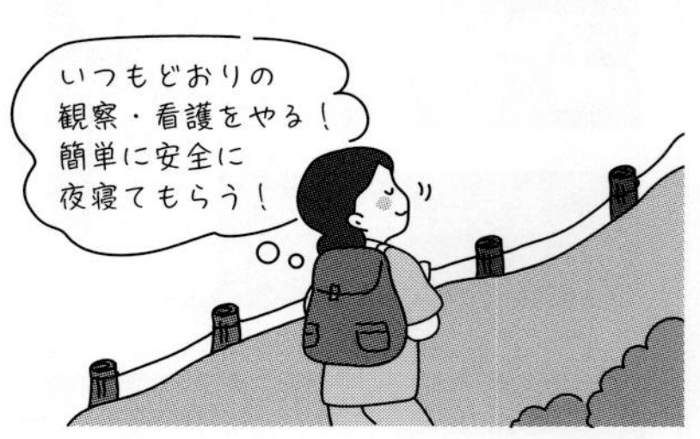
いつもどおりの
観察・看護をやる！
簡単に安全に
夜寝てもらう！

逆説のせん妄対策

定説：薬で鎮静するのは最終手段

逆説！ せん妄対策の第一歩：まずは夜に安全に寝てもらう方法を看護師さんが身につけることで，せん妄患者さん，周囲の患者さんの入院治療の最低限の安全が保たれる

診断ツールはやっぱりむずかしい

せん妄だ！と思ってなんらかのケアを開始する，そのために必ず必要なのが，せん妄に気づくことです.「年齢相応の理解力で，ゴソゴソしているだけ」，「単なる不眠」と思ってしまったら，せん妄への適切な対応はけっして行われません．実際，看護師さんの経験だけではせん妄の8割を見逃してしまうとされています[2].

では，どのようにすれば気づくことができるのでしょうか．さまざまなスクリーニングツールが用意されています．たとえば，CAM–J，CAM–ICU，ICDSC，DST，NEECHAM混乱スケールなどです.

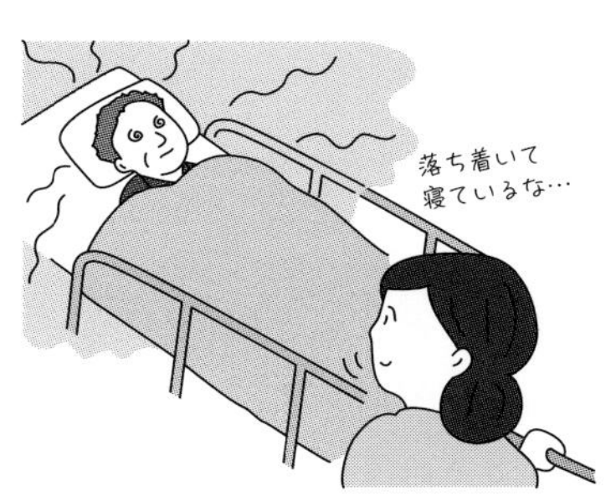

●代表的なせん妄のスクリーニングツール

	主な目的	特徴
CAM–J	（スクリーニング）・診断	一般病棟でも簡便に使用できるが，使用者の主観に影響され，見逃される可能性がある
CAM–ICU	（スクリーニング）・診断	ICUで使用するためのCAM–Jの改良版．各ガイドラインなどでも推奨されているが，CAM同様，使用者の主観に影響される部分がある
ICDSC	スクリーニング	国際的に認められたICUでのスクリーニングツール．観察だけで利用できる．日本語版あり

（つづき）

	主な目的	特徴
MDAS	重症度	急性発症の項目がなく，診断やスクリーニングには向かないが，重症度評価に使われる
DSR–98–TR	診断・重症度	信頼性の高いツールで研究などにも用いられている．専門家向けの評価項目が多く，一般診療科が使うのには不向き
DST	スクリーニング	日本独自のツール．簡便に評価ができて感度は高いが，特異度（せん妄ではない症状をせん妄と判断してしまう）がやや低い
NEECHAM 混乱スケール	診断	看護師さんによるせん妄スクリーニングツールとして開発．看護研究でよく使われているが，重症度がせん妄の重症度を表していないという指摘もある
SQiD	スクリーニング	簡便だが，日本語版の信頼性は検証されていない

でも，どれも「むずかしい」，「わかりにくい」と感じるかもしれません．有名な CAM–J はある程度トレーニングを受けていないと，うまく判断できないとされています．近年は「褥瘡（じょくそう）アセスメント」，「転倒転落アセスメント」，「認知症アセスメント」，「退院調整アセスメント」…などのさまざまなツールを入院早期から適用していかなければならず，さらに専門的な「せん妄アセスメント」ツールを導入するのは負担が大きすぎ，せん妄対策をはじめてみてもなかなかスクリーニングツールすら浸透せずに，効果が感じられずすたれてしまう，ということもよくあるようです．

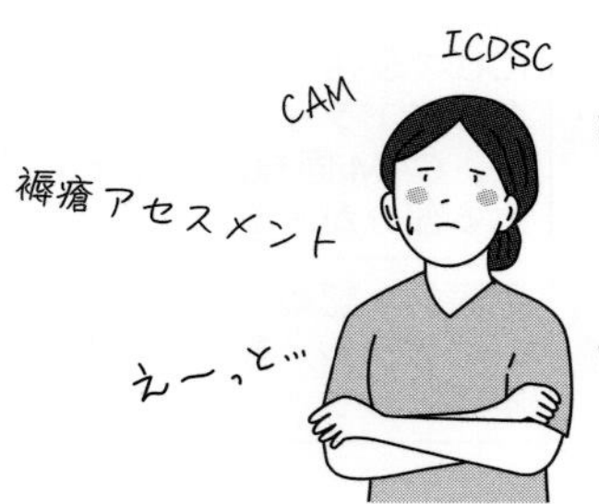

おとなしいせん妄こそ危険

ツールなどはなかなか手間がかかり，せん妄に早く気がつくことはむずかしいのが実情です．しかし，なぜせん妄に気がつくことが大事なのでしょうか．ここで，せん妄の行動面からの重症度をみてみましょう．

せん妄における精神運動性障害評価のめやす	
軽度	いわゆる低活動型のせん妄で不穏興奮が目立たない
中等度	不眠不穏を認めるが危険行為には至らない
重度	夜間に不穏興奮が強くライン抜去，転落などの危険が高い
最重度	昼間にも不穏興奮が見られ，ライン抜去，転落などの危険が非常に高い

［和田　健：せん妄の臨床　リアルワールド・プラクティス．新興医学出版社，2012 より引用］

せん妄の行動面において，「夜間不穏・自己抜去」はすでに重度，「日中の不穏」は最重度です．一般の医療スタッフは，中等度から重度にさしかかるあたりでせん妄ではないか，と気がつくことが多いと思います．病棟で困るのも，まさにこのような行動でしょう．

ですからもっと早く激しいせん妄を見つけないと…となりそうですが，そう単純ではありません．

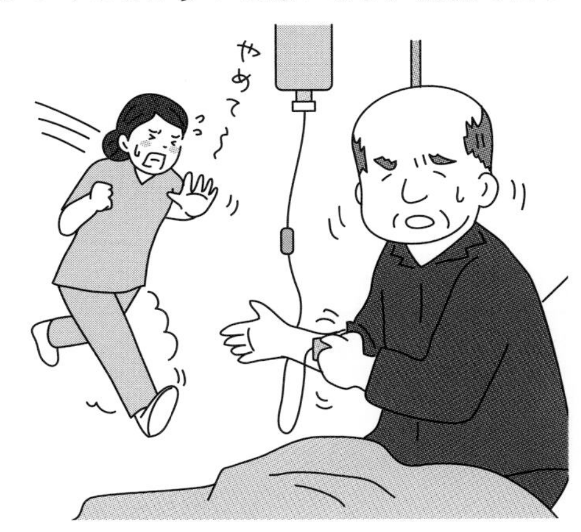

1 おとなしいせん妄＝重症！

前ページの表はあくまでも行動面の重症度で，身体的な原因でのせん妄は，軽度の「不穏が目立たない」のほうが，原因となった疾患の重症度が高いことがわかっています．同じせん妄でも，肺炎で暴れている患者さんより，肺炎でぐったりしている患者さんのほうが重篤な状態ということです．見つけにくい軽度のせん妄こそ，入院患者さんでは見つける必要があるのです．

でも，不穏・興奮が目立たないのですから，なかなか見つけることがむずかしくなります．「ぼんやり寝ている」（＝低活動性せん妄）は，おとなしく点滴を受けてくれるよい患者さん，ではなく，実は重症でとても注意を払わないといけない患者さん，かもしれません．

2 せん妄＝敗血症？

敗血症診療のガイドラインが2016年から世界的に改定され，一般病棟では以下の3項目のうち，2項目で敗血症を疑うことがすすめられています．

●qSOFA（クイック SOFA）

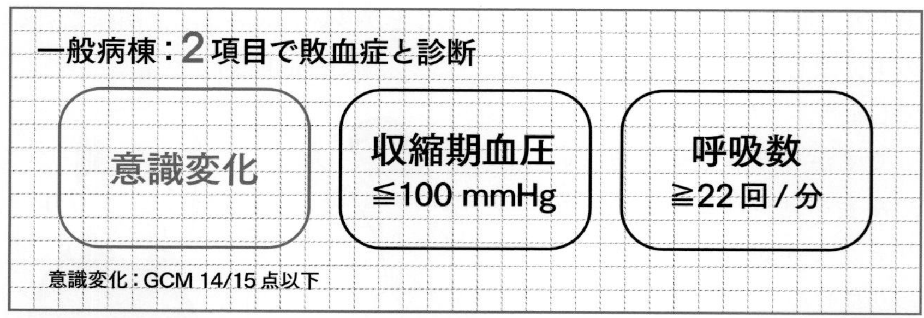

[Seymour CW, et al：Assessment of Clinical Criteria for Sepsis For the Third International Consensus Definitions for Sepsis and Septic Shock（Sepsis-3）. *JAMA*315（8）：762-774, 2016をもとに著者作成]

白血球数も，熱も，CRPも項目にありません．そして，意識障害はGCMが正常ではない，ですので軽度の意識障害から該当します．せん妄のほとんどはGCMもJCSも正常ではありません．つまり，せん妄＋収縮期血圧100 mmHg以下，あるいは呼吸数22回/分以上となったら，敗血症を疑って対応を進めなければならないのです．敗血症は数時間で容体が大きく変わりますから，せん妄をキャッチしやすい看護師さんが，この2つのバイタルサインを念頭におくことで,患者さんの予後が大きく変わるかもしれません.

低活動性せん妄を見つけるのはとてもむずかしいのですが，少しでも多く見つけることは，せん妄対策のゴールの1つで，患者さんの病気が早く治ることにつながります．

では，どうやったら簡単に早く気がつくことができるか，次からみてみましょう．

逆説のせん妄対策

定説（？）：暴れる患者さんをなんとかするのが大事（…もちろん大事ですが）

逆説! **せん妄対策の第一歩：おとなしいせん妄患者さんこそ，危険な状態の可能性がある**

CRP：C–リアクティブプロテイン．体内に炎症があると上がりやすい．組織の一部が壊れることでも上がる．

GCM：グラスゴー・コーマ・スケール．世界的に通用するスケール．3つの要素で判定し，やや複雑．

JCS：ジャパン・コーマ・スケール．意識レベル，とくに覚醒を判断するスケール．

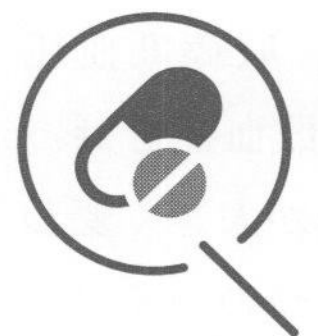

簡単にせん妄に気づく❶

ツールはたくさんありますが，正直むずかしく，他の転倒転落アセスメントなどの膨大なスクリーニングツールとともに覚えなければならないのは大変です．

1 たった１つでOK！ SQiD

Step 1　せん妄のスクリーニング
普段とくらべてなにかがおかしい？（家族，知人に尋ねる） SQiD：Single Question in Delirium
例：不穏状態・自己抜去・昼夜逆転・落ち着かない・会話が少しおかしい・ぼんやりとしている

［MB sands, et al：Single Question in Delirium（SQiD）: testing its efficacy against psychiatrist interview, the Confusion Assessment Method and the Memorial Delirium Assessment Scale. Palliat Med 24（6）：561–565, 2010をもとに著者作成］

そこで，まずおすすめしたいのが，たった１つの質問でせん妄を専門家なみに見つけることができるもの，それがSQiDです．

なぜこれでよいのでしょうか？前の項目で，軽度のせん妄はむしろ危険かもしれないことを述べましたが，軽度のせん妄は「不穏・興奮が目立たない」でしたね．目立たないのですから，とくに入院直後にはじめて患者さんに会った私たちにはどうやっても判断できません．これが，看護師さんは経験だけだと８割のせん妄を見逃す，の原因の１つです．

であれば，普段の様子をしっている家族に尋ねてみるしかありません．すると，

入院して静かにしているように見える患者さんが
➡「普段はもっとハキハキと明るくしゃべっています．」

高齢で少し物忘れしているような患者さんが
➡「自分の身のまわりのことや買い物は1人でしっかりできていたので，場所がわからなかったり物忘れしているのはおかしいです．」

といった答えが返ってくるかもしれません．そうすれば，それがせん妄かもしれない，と考えはじめることができます．

簡単にせん妄に気づく②

1 せん妄ではまず不眠が起こる

せん妄というと，暴れる（不穏）・幻覚・妄想が思い浮かぶでしょう．しかし，せん妄の症状でもっとも多いのは「昼夜リズムの異常」で，実に97％の高率です．

精神・行動面の症状	せん妄全体（％）	中等〜重症のせん妄（％）
睡眠覚醒障害	97	73
寡動	62	37
多動	62	27
言語障害	57	25
思考経路障害	54	22
情緒不安定	53	18
幻覚	50	26
妄想	31	9

［Meagher DJ, et al：Phenomenology of delirium. Assessment of 100 adult cases using standardised measures. Br J Psychiatry 190：135–141, 2007 をもとに著者作成］

2 不穏・幻覚・妄想は思ったより少ない

動きが減ってしまう寡動と，動きが増える多動（不穏）が 62％ずつです．合わせて 100％にならないのは，多動と寡動が交互に起こる患者さんがいるからです．中等〜重症のせん妄に限ると，多動はわずか 27％です．幻覚，妄想は 50–31％で，中等〜重症では 26–9％にすぎません．これらの数字を見ても，経験に基づく判断では多くのせん妄を見逃してしまう恐れがあることがわかると思います．

3 不眠＝せん妄で OK ！

高齢者が入院するような身体状況（＝せん妄のリスクが高い状況）で，不眠に対して睡眠薬（せん妄の原因の１つ）を使ったら，せん妄の導火線に火をつけるのと同じことです．つまり，よくある不眠時指示を使うことで，せん妄が起こることを覚悟しなければならず，単なる不眠もせん妄となってしまいます．そのため，「せん妄＝不眠」，「不眠＝せん妄」と考えて対策・行動をすることが必要なのです．

この２つの要素，「なにかがおかしい患者さん」と「不眠の患者さん」をせん妄と考えるだけで，せん妄対策は一気に動きはじめます．

大事なのは，山に登る（せん妄対策）か，海に行くか（経過観察），まず決めることなのです！

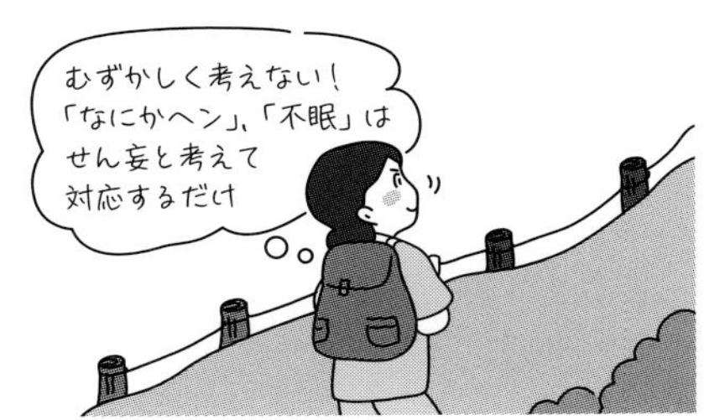
むずかしく考えない！
「なにかヘン」，「不眠」は
せん妄と考えて
対応するだけ

逆説のせん妄対策

定説：まず，診断基準・スクリーニングツールで診断！

逆説！ せん妄対策の第一歩：なにかがおかしい・不眠は，せん妄と考えて行動する

参考：せん妄のツール

この本は専門的なことになるべく触れないで簡単に！というスタンスですが，調べるのに必要な場合もありますので，参考として代表的なせん妄の診断基準やスクリーニングツールをご紹介しておきます．ICD–10によるものと，DSM–5によるものが有名ですが，DSM–5のほうが少しイメージしやすいかもしれません．これらの内容を暗記したりする必要はありませんが，せん妄がどのようなものか，理解を深める参考になると思います．時間のあるときに，目をとおしてみてください．

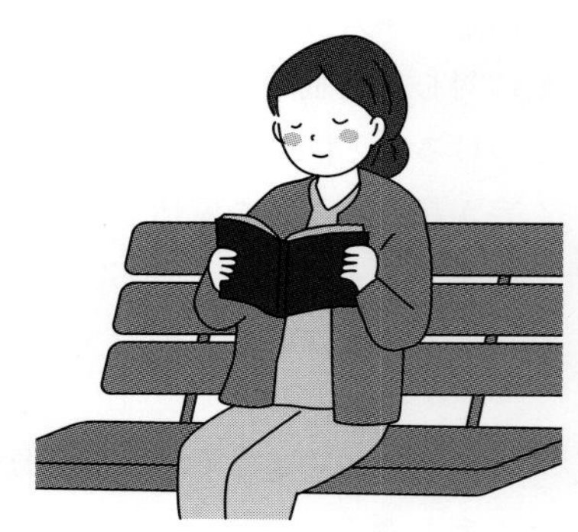

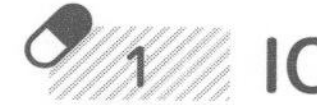

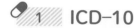

1 ICD–10

確定診断のためには，以下のいずれの症状も軽重にかかわらず存在しなければならない．
a）意識と注意の障害（意識は混濁から昏睡まで連続性があり，注意を方向づけ，集中し，維持し，そして転導する能力が減弱している）．
b）認知の全体的な障害（認知のゆがみ，視覚的なものが最も多い錯覚および幻覚，一過性の妄想を伴うことも伴わないこともあるが，抽象的な思考と理解の障害で，典型的にはある程度の思考散乱を認める．即時記憶および短期記憶の障害を伴うが，長期記憶は比較的保たれている．時間に関する失見当識，ならびに重症例では場所と人物に関する失見当識を示す）．
c）精神運動性障害（寡動あるいは多動と一方から他方へと予測不能な変化，反応時間延長，発語の増加あるいは減少，驚愕反応の増大）
d）睡眠 – 覚醒周期の障害（不眠，あるいは重症例では全睡眠の喪失あるいは睡眠 – 覚醒周期の逆転，昼間の眠気，症状の夜間増悪，覚醒後も幻覚として続くような睡眠を妨げる夢または悪夢）．

(つづき)

e)感情障害，たとえば抑うつ，不安あるいは恐怖，焦燥，多幸，無感情あるいは困惑．発症は通常急激で，経過は１日のうちでも動揺し，全経過は６ヵ月以内である．上記の臨床像は特徴的であるから，基礎にある疾患が明確でなくても，かなりの確信をもってせん妄の診断をくだすことができる．診断が疑わしいときには基礎にある脳あるいは身体疾患の既往に加え，脳機能不全を示す証拠（たとえば，必ずとは言えないが通常，背景活動の徐波化を示す異常脳波）が要求されるかもしれない．

[融道男ほか(監訳):ICD–10 精神および行動の障害 新訂版 臨床記述と診断ガイドライン．p.69-70，医学書院，2005 より許諾を得て転載]

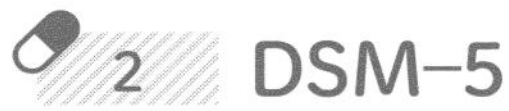

2 DSM–5

A）注意の障害（すなわち，注意の方向づけ，集中，維持，転換する能力の低下）および意識の障害（環境に対する見当識の低下）
B）その障害は短期間のうちに出現し（通常数時間～数日），もととなる注意および意識水準からの変化を示し，さらに１日の経過中で重症度が変動する傾向がある
C) さらに認知の障害を伴う（例：記憶欠損，失見当識，言語，視空間認知，知覚）
D）基準 A および C に示す障害は，他の既存の，確定した，または進行中の神経認知障害ではうまく説明されないし，昏睡のような覚醒水準の著しい低下という状況下で起こるものではない
E）病歴，身体診察，臨床検査所見から，その障害が他の医学的疾患，物質中毒または離脱（すなわち，乱用薬物や医薬品によるもの），または毒物への曝露，または複数の病因による直接的な生理学的結果により引き起こされたという証拠がある

[日本精神神経学会(日本語版用語監修)，髙橋三郎・大野裕（監訳）:DSM– 5 精神疾患の診断・統計マニュアル．p.588，医学書院，2014 より許諾を得て転載]

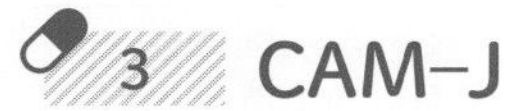

3 CAM-J

代表的なせん妄スクリーニングツールで，渡邊らによって日本語版が作成・評価されています．評価の主観にやや影響されやすい（トレーニングがのぞましい）点があります．

●CAM 日本語版

①急性発症と変動性の経過（Acute onset and fluctuating course）

・患者さんの精神状態は，ベースライン時と比べて急激な変化が見られましたか？
・異常な行動が日内で変動しますか？

［例えば　・異常な行動が現れたり消える
　　　　　・あるいは程度が増減しがちである］　左記内容が当てはまる（Yes，No）

（ご家族や看護師さんから情報を得てください）

②注意散漫（Inattention）

・患者さんは集中することが困難ですか？

［例えば　・他の事に気を取られやすい
　　　　　・人の話を理解することが難しい］　左記内容が当てはまる（Yes，No）

③支離滅裂な思考（Disorganized thinking）

・患者さんの思考はまとまりのない，あるいは支離滅裂でしたか？

［例えば　・とりとめのない話や無関係な話をする
　　　　　・不明瞭，または筋の通らない考え方をする
　　　　　・意図が予測できず，変化についていけない］　左記内容が当てはまる（Yes，No）

④意識レベルの変化（Altered level of consciousness）

・全体的に見て，この患者さんの意識レベルをどう評価しますか？

意識清明　（正常）
過覚醒（過度に敏感）
傾眠（すぐに覚醒する）
昏迷（覚醒困難）
昏睡（覚醒不能）
　（異常）

意識状態は（異常）である（Yes，No）

①②両方とも YES ➡ ③④どちらか YES ➡ **せん妄と判断**

［渡邊　明：The Confusion Assessment Method（CAM）日本語版の妥当性．総合病院精神医学 25（2）：165–170，2013 より引用］

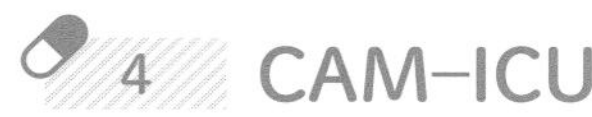

4 CAM–ICU

集中治療領域で利用しやすいようにCAM–Jを改良したものです．

● CAM–ICU ワークシート

所見1：急性発症または変動性の経過	スコア	チェック
基準線からの精神状態の急性変化の根拠があるか？あるいは過去24時間に精神状態が変動したか？ すなわち，移り変わる傾向があるか，あるいは，鎮静スケール（例えばRASS），GCSまたは以前のせん妄評価の変動によって証明されるように，重症度が増減するか？	どちらかに我該当する→	□
所見2：注意力の欠如		
患者に「今から10個の数字を読み上げるので，1の数字を聞いたら，私の手を握って教えて下さい.」と伝え，下記の文字を3秒ずつかけて読み上げる. 2 3 1 4 5 7 1 9 3 1 **エラー：1のときに手を握らなかった場合，また1ではないときに手を握った場合.**	エラーが3つ以上→	□
所見3：意識レベルの変化		
現在のRASSスコアが意識レベル清明で落ち着いている（スコア0）以外である.	RASSの評価が0以外→	□
所見4：無秩序な思考		
質問 1. 石は水に浮きますか？ 2. 魚は海にいますか？ 3. 1グラムは2グラムよりも重いですか？ 4. 釘を打つのにハンマーは使えますか？ **患者が答えを間違えたら，エラーとして数える.** **指示** ・評価者は患者に2本の指を挙げて見せ，「私と同じように，指を挙げて下さい.」と，患者に同じ数の指を挙げるように指示する. ・「今度は反対の手で同じことをやってください.」と患者に指示を出す．その際“2本”とは言わないこと．また，麻痺などがある場合は「指をもう1本挙げて下さい」と指示を出す. **指示に通りに動かすことができなければ，エラーとして数える.**	質問と指示合わせて2つ以上のエラー→	□

CAM–ICUの全体評価		
CAM–ICUの全体評価 **所見1と2かつ3または4のいずれか＝CAM–ICUに該当**	該当する所見→	CAM–ICU陽性（せん妄あり）
	該当しない所見→	CAM–ICU陰性（せん妄なし）

〔Tsuruta R, et al：ICUにおけるせん妄評価法（CAM–ICU）トレーニング・マニュアル.〔https://uploads–ssl.webflow.com/5b0849daec50243a0a1e5e0c/5bb419cbf487b4d2af99b162_CAM_ICU2014–training_Japanese_version.pdf〕（最終確認2022年3月3日）より引用〕

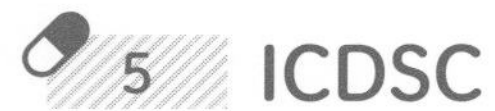

5 ICDSC

卯野木らによって適切な手順で日本語化されています．患者さんの協力を必要とせず，観察でもチェックできるため，CAM–ICU よりやや利用しやすいかもしれません．

● Intensive Care Delirium Screening Checklist（ICDSC）

このスケールはそれぞれ 8 時間のシフトすべて，あるいは 24 時間以内の情報に基づき完成される．明らかな徴候がある＝1 ポイント：アセスメント不能，あるいは徴候がない＝0 ポイントで評価する．それぞれの項目のスコアを対応する空欄に 0 または 1 で入力する．

1．意識レベルの変化 （A）反応がないか，（B）何らかの反応を得るために強い刺激を必要とする場合は評価を妨げる重篤な意識障害を示す． もしほとんどの時間（A）昏睡あるいは（B）昏迷状態である場合，ダッシュ（—）を入力し，それ以上評価を行わない． （C）傾眠あるいは，反応までに軽度ないし中等度の刺激が必要な場合は意識レベルの変化を示し，1 点である． （D）覚醒，あるいは容易に覚醒する睡眠状態は正常を意味し，0 点である． （E）過覚醒は意識レベルの異常と捉え，1 点である．
2．注意力欠如 会話の理解や指示に従うことが困難．外からの刺激で容易に注意がそらされる． 話題を変えることが困難．これらのうちいずれかがあれば 1 点．
3．失見当識：時間 場所，人物の明らかな誤認．これらのうちいずれかがあれば 1 点
4．幻覚，妄想，精神障害 臨床症状として，幻覚あるいは幻覚から引き起こされていると思われる行動（たとえば，空を掴むような動作）が明らかにある．現実検討能力の総合的な悪化．これらのうちいずれかがあれば 1 点．
5．精神運動的な興奮あるいは遅滞 患者自身あるいはスタッフへの危険を予防するために追加の鎮静薬あるいは身体抑制が必要となるような過活動（たとえば，静脈ラインを抜く，スタッフをたたく）．活動の低下，あるいは臨床上明らかな精神運動遅滞（遅くなる）．これらのうちいずれかがあれば 1 点．

（つづき）

6．不適切な会話あるいは情緒
不適切な，整理されていない，あるいは一貫性のない会話． 出来事や状況にそぐわない感情の表出．これらのうちいずれかがあれば1点．
7．睡眠 / 覚醒サイクルの障害
4時間以下の睡眠，あるいは頻回な夜間覚醒（医療スタッフや大きな音で起きた場合の覚醒を含まない）．ほとんど1日中眠っている．これらのうちいずれかがあれば1点．
8．症状の変動
上記の徴候あるいは症状が24時間のなかで変化する（たとえば，その勤務帯から別の勤務帯で異なる）場合は1点．

Bergeron N，et al：Intensive Care Delirium Screening Checklist：evaluation of a new screening tool. Intensive Care Med 27（5）：859–864，2001より著者の許可を得て逆翻訳法を使用し翻訳，翻訳と評価：卯野木健，水谷太郎，櫻本秀明
［筑波大学附属病院救急・集中治療部ホームページ 内「ICDSC日本語版」．〔https://www.md.tsukuba.ac.jp/clinical–med/e–ccm/research/PedTool/ICDSC.html〕（最終確認：2021年12月22日），卯野木健先生に許諾を得て転載］

せん妄とはなにか

さあ，山に登る（＝せん妄対策をする）ことは決まりました．まずはなるべく簡単に（苦労せずに）山の中腹の「見晴台」に行くことを目指していきます．簡単とはいっても，山（せん妄）がどのようなものかをある程度しっておく必要があります．

むずかしい理論は避け，せん妄とはどういうものかをみていきましょう．

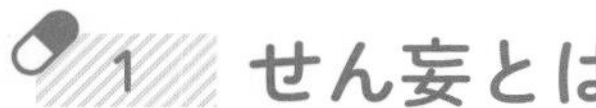

1 せん妄とは

せん妄＝
急性で続発性の脳機能障害
突然で　原因が他にある

せん妄は一言で表すと意識障害です．ただの意識障害ではありません．急性，つまり突然に起こる意識障害で，かつ続発性＝原因が他にある意識障害です．意識を司るのは脳幹ですので，意識の障害はつまり脳機能障害です．

これはとても大事です．よく，「不安だからせん妄になった」，「入院したからせん妄になった」といった医療スタッフの声を聞きます．でも，意識障害ですから，不安だからといって，あるいは検査入院をしたからといって，基本的に脳機能障害にはなりません．もっと簡単にいえば，温泉旅行に行っても（＝環境が変わっても），いくら高齢者でもせん妄にはなりません．

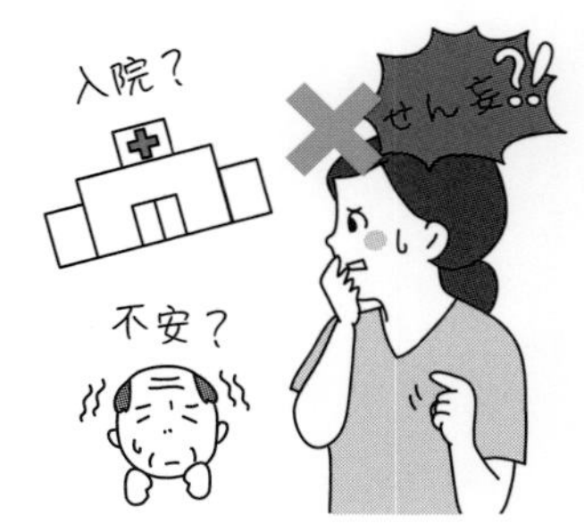

2 あなたもなっているせん妄

「せん妄＝高齢者の困った反応」と考えがちですが，１番身近な続発性の脳機能障害は，酔っ払い（＝アルコール性せん妄）です．ですから今この本を読んでいるあなたも，おそらくせん妄になったことがあります．風邪で頭がぼんやりして考えが回らなかったり，時間感覚がおかしくなった，これもりっぱなせん妄です．

酔っ払っているときのことをある程度は覚えていることが普通ですので，「昨日のことを覚えているので，せん妄ではないと思います」という声も間違っていることがわかります．

3 意識障害

では意識障害とはなんでしょうか．一般診療科の医療スタッフにとって，意識障害というと，「JCS 二桁」といった覚醒度がまず思い浮かぶのではないでしょうか．しかし，せん妄は「注意力障害」がもっとも重要といわれています．意識は主に「覚醒度」，「注意力」，「認知力」などで構成されます．

4 意識障害：覚醒度

●覚醒度（電球の明るさ）

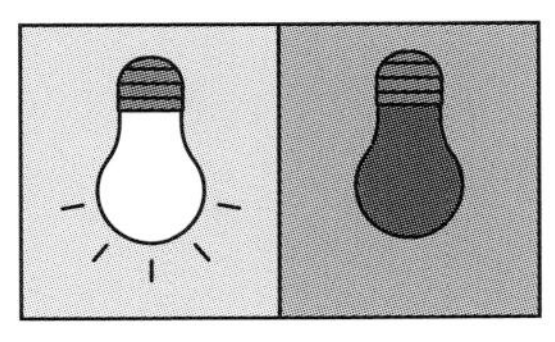

覚醒度は起きているか寝ているかです．JCS で主に判断している内容で，たとえば照明の明るさのことです．起きていれば明るい，眠ければ暗い，という感じです．しかし，覚醒が良好だからといって，他の意識が障害されていないわけではありません．たとえばほろ酔いがそうです．

5 意識障害：注意力

注意力は意識をどこに向けるか，どこに集中するかを表しており，懐中電灯をあてる範囲のことです．ここが障害されるとどうなるでしょうか．注意力を必要に応じて広げられず，視野狭窄の状態だと，酔っ払いでは横に置いてあるコップを倒してしまったり，入院患者さんなら点滴に気がつかずに動いてしまうことになります．また，目の前の人と１つの話題を続けるにも「注意力」を維持する必要がありますが，せん妄だとそれがむずかしく，キョロキョロしたり，会話が続かない，話題が飛ぶ，トンチンカンな答えになる，などになります．

●注意力（光をあてる範囲）

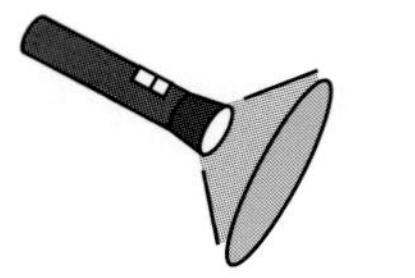

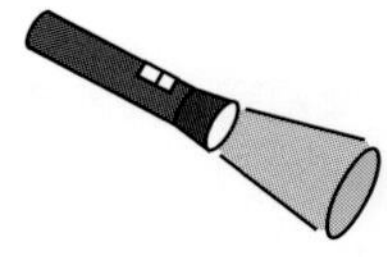

6 意識障害：認知力

認知力は，ある物・事柄を正しく理解することで，ここが障害されると，白い照明を白ではなく赤く感じたりしてしまいます．揺れるカーテンを人影と間違ったり，病院を会社と思い込んだりする，などです．

●認知（電球の色）

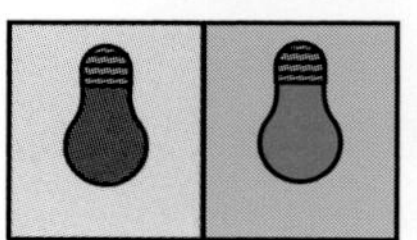

このようにイメージすると，意識障害の有無の判断が身近になってくるのではないでしょうか．これらの症状が分単位，時間単位で変動するのがせん妄です．さきほどまで寝ぼけていたけど，今この一瞬なんとかもちこたえる，日常でもよくありますよね．

「昨夜は変だったのですが，今は普通に会話できるので，せん妄ではないような気がしますが…」とよく看護師さんから相談を受けますが，その一言で「ああ，それはせん妄です．よく観察していますね．」とお伝えできます．

逆説のせん妄対策

定説（？）：入院したらせん妄になる．昨夜のことを覚えているのでせん妄ではない

逆説！ せん妄対策の第一歩：せん妄は身体的原因のある脳機能障害．軽度のせん妄に記憶があるのはむしろ普通

認知症との違い

さて，せん妄のことがここまでわかれば，よくみなさんが感じる難問である，認知症とせん妄の違いがはっきりわかるようになります．

	せん妄	認知症
発症・進行	突然・一過性	月～年単位で徐々に発症・進行
症状の変動	数時間～数日の変動	あまりない（日内変動があることも）
注意力の障害	必発	重症になるまで目立たない
覚醒度の障害	障害されることが多い	重症になるまで目立たない
原因	身体疾患や薬剤	脳細胞自体の異常
改善可能性	原因が治れば改善	根治できず，対症療法のみ
対処の必要性	緊急的に必要	緊急性は乏しい

1 急性かどうか

最大の違いは，急性なのかどうかです．「入院したから認知症になった」とよく考えがちですが，基本的に認知症は，長い時間（数ヵ月～数年以上）をかけて徐々に脳細胞が変性していく病気です．入院前後の数日で一気に変性することはありません．「それは違う」と本人・家族を安心させてあげましょう．

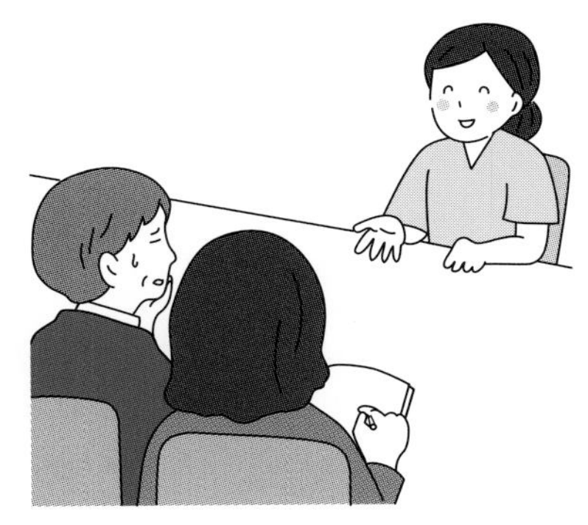

2 意識障害はあるか

認知症は意識障害ではありません．意識はしっかりしています．脳幹の機能は基本的には保たれているので，意識障害が原因の注意力・認知力低下はありません．ただ，大脳の判断力などが障害されているので，症状としてはまざってきます．このあたりを区別するのは精神科医でないとむずかしいところもあります．

3 入院・病気に伴う変化＝せん妄

認知症も日内変化はありますが，入院や病気をきっかけとした「急性の変化」はせん妄と判断して大きな問題はありません．前にも述べたとおり，せん妄は見逃されることが多いですし，入院する認知症患者さんは，せん妄のリスクがより高くなるために，警戒・ケアを開始することにはメリットしかありません．

症状の変化が急に起こったかどうかは，認知症患者さんがせん妄になったときにより重要です．入院前は身のまわりのことができていたけれど，入院後はまったくおかしくなった，入院前はおだやかだったが，突然興奮して乱暴になった，このような場合はその変化の部分がせん妄で，もともとできていなかったことが認知症によるもの，です．ですから，SQiD で家族に「入院前と変わったことはないですか？」と聞くのがとても大切になりますし，入院前の生活レベル以上には回復できないので，せん妄対策のゴールも決めることができます．

逆説ではないけど

せん妄対策の第一歩：認知症かせん妄かは，入院前の状況との変化を手がかりにする
「入院したら認知症が悪化」➡ほとんどの場合はせん妄（もしくは認知症合併せん妄）

せん妄の原因：直接因子

せん妄が急性意識障害であることはすでに述べました．では，どのような状況でせん妄になりやすいのでしょうか．さまざまな本にも記載されていますが，本書では１番の原因「直接因子」から取りあげていきます．

●直接因子

病態
- □感染，炎症
- □高カルシウム，低ナトリウムなど（電解質）
- □脱水
- □臓器障害（肝，腎，心，肺…）
- □貧血
- □その他（低栄養，ビタミン）

薬
- □睡眠薬　□H_2ブロッカー　□オピオイド　□ステロイド
- □抗コリン薬　□抗ヒスタミン薬　□抗がん剤　など

せん妄は意識障害です．意識を司るのは脳幹をはじめとする脳の機能です．そのため，全身に影響するような疾患・病態はすべてせん妄の原因となります．

これらの疾患がどのようにしてせん妄を引き起こすかには諸説あり，また機序が複数あることはほぼ確実です．そのため，１つの治療薬ですべてを解決する，というわけにはいきません．

1 “炎症”がせん妄の原因にもなる！

炎症とは，体のどこかが損傷を受け，それに対する防御反応のことです．

炎症部位から炎症性サイトカインが放出され，脳に体温を上げるように促したり，白血球などを動員するように信号を送ります．この炎症性サイトカインは，せん妄の原因の１つではないかとされています．血液脳関門（BBB）の機能を変化させ，脳細胞の働きが乱れてしまうのです．

手術当日はせん妄にならないのに，翌日～翌々日の夜になることは，外科病棟でよく経験することでしょう．そして３～７日程度で改善しますが，これはCRPの変動とそのまま一致します．CRPは炎症性サイトカインによって肝臓でつくられます．ですから，CRPが上昇するような病態ではせん妄が起こっても不思議ではないのです．

せん妄が敗血症のサインの１つになり得ることもこれで説明がつきます．脳にも影響があるような感染ということですから，当然といえば当然です．また，炎症は感染だけではなく，骨折・傷を治す反応（術後）・がん・膠原病（こうげんびょう）などで生じますが，これらもすべてせん妄の原因となってきます．

2 その他の原因

肝臓・腎臓の障害，呼吸不全，心不全，電解質の異常，脱水，貧血など，体の調子がわるくなる＝入院するような病気は，多かれ少なかれ，全身に影響をおよぼすのでせん妄の原因になります．そのため，教育入院のようなものを除いた，すべての入院患者さんはせん妄のリスクを抱えている，ということになります．

また，意識に影響する（≒眠くなる）薬も，せん妄の原因になります．全身に大きく働くステロイドや，変わりどころではH_2ブロッカーが，とくに高齢者でせん妄を引き起こすことがあります．

抗がん剤も，さまざまな臓器機能の低下を引き起こしますから，せん妄の原因になります．

3 尿路感染にご用心

入院のもとになった病気の管理，手術経過や肺炎，臓器機能の低下などについては，医師をはじめすべての医療スタッフが目を光らせていますから，ことさら特別な対応の必要はありません．しかし，医師からもみえにくいポイントについては，看護師さんの役割が重要になります．

たとえば，感染の1つである尿路感染症は腎臓におよばない限り，白血球数もCRPも発熱もないことが少なくありません．つまり，日常の採血でもバイタルサインでもわからないのです．しかし，炎症であるためにせん妄の原因となるわけです．

これを見分けるには，検尿を行うしかありませんが，入院時に行う以外，検尿を行う機会は限られています．そこで「尿の色・匂い」などの観察がキーポイントになるのです．ここは医師がほとんど目にすることのない項目です．

4 看護師はキーパーソン

脱水についても，水分摂取，皮膚の状態により察知できます．また，qSOFAによる敗血症の早期発見についてもお話ししました．

医師が採血の依頼をするより前に，看護師さんは体調の変化をしっているのです．医師が気づきにくいせん妄の原因を察知し，診察や検査を依頼する，看護師さんがせん妄治療のキーパーソンにもなるわけです．

せん妄の原因：誘発因子（増悪要因）

次にみていく原因は，せん妄の誘発因子です．これはいいかえると増悪因子です．直接せん妄の原因になることはありませんが，これらの要素がせん妄の症状を悪化させます．

●誘発因子

症状	□痛み □呼吸困難 □便意・尿意 □不眠 □ストレス・不安	環境	□入院，ICU □身体拘束 □ルート・カテーテル □感覚遮断（補聴器・メガネ） □その他

…など

1 生理的欲求がせん妄を悪化させる

痛み，呼吸困難，便意・尿意，不眠などの生理学的欲求は，せん妄を悪化させる要因として重要です．せん妄は脳の機能低下で，脳の「処理能力」が低くなっています．生理学的欲求は，体が脳にただちに対処を要求して「騒いでいる」状態です．処理能力が落ちているときに体のあちこちから「これしろ」，「あれしろ」となったら…フリーズしてしまったり，パニックになりますね．

このような欲求は基本的に脳の機能を低下させる原因にはなりませんが，脳が異常な行動をしてしまうことを助けてしまいます．たとえば，肺炎で入院してぼんやりしている人が，息苦しかったり，切迫便意･尿意を感じたら，「なんとかしないと」とパニックになり，点滴をしているのを忘れて立ち上がって動いてしまう，こんな状況になるわけです．

ストレスや不安も，脳へ「なんとかしないとピンチ」と強い負荷となり，どうしてよいかわからずに合理的ではない行動をするきっかけになります．しかし，通常はストレスや不安だけで脳が機能不全になってしまうことはまれです．

2 環境

体からの欲求以外に，環境も機能が低下した脳に負担をかけます．「ここはどこだ？」，「これはなんだ？」が問題になるのです．

入院という環境の変化がせん妄の原因にはなりませんが，判断力が鈍っている人が入院したら「ここはどこだっけ？」となるわけです．ICU のような環境はより脳に負担となることは容易に想像がつきます．

ルート・ドレーンは不快ですし，医療安全を保つための最小限の身体抑制もきわめて不愉快な状況ですから，せん妄の症状（興奮など）を悪化させます．ただし，せん妄の悪化＝原疾患の悪化ではありませんから，身体抑制をなくしてもせん妄は治りません．せいぜい，過活動性せん妄が緩和する程度です．しかし，過活動は多少でも問題なので身体抑制が必要になります．単に身体抑制をなくせば解決するような単純な問題ではないのがむずかしいところです．

3 看護師はやっぱりキーパーソン

これらの身体症状のケア・環境調整はもちろん看護師さんがおおいに力を発揮できるポイントです．さまざまな身体的な苦痛・生理学的欲求を緩和するケアを行い，必要に応じて医師に対応を相談する，環境調整をして少しでも快適な入院生活にする…．これらはせん妄だから特別に必要になることではありません．

普段どおりの業務をすればよい，と冒頭で述べたのはまさにこのことです．

せん妄の原因：準備因子（背景要因）

せん妄の準備因子は，いわば背景要因です．簡単にいえばせん妄が起こりやすくなる「体」をすでにもっているということです．これについてせん妄対策で改善はできません．

●準備因子

□65歳以上	□認知症
□頭部疾患の既往	□せん妄の既往
□アルコール多飲	□睡眠薬の多剤併用
□慢性疾患の合併	…など

1 予防の観点で重要

改善できないから無視してもよい…ではありません．これらは入院時にすでにわかっていることです．つまり，せん妄が起こりやすい患者さんなのか，発症前に察知できる可能性があるのです．

今日からすべての患者さんにアンテナを張り，事前にもれなく備えることは，忙しい日常診療の中ではむずかしいところです．しかし，入院初日の担当看護師さんが，あらかじめこのような因子に気づき，対応や頓用薬を医師と相談しておくことは，実はとても大事なことで，せん妄の発症を減らしたり，起こってしまっても対応が容易になる可能性があります．

この予防の視点をもつことは，せん妄対策のゴールといってよいでしょう．

まとめ：せん妄の治療戦略

さて，ここまでみたところで，まとめてみましょう．

初級編
夜：不眠・不穏
夜寝てもらう
●対策の見直し
検査
治療　医師との相談
ケア
●夜間の薬の効果の再検討
●日中の対応
必要に応じて薬剤を
検討
普段の観察を
並行して行う
バイタルサイン
チェック
qSOFA
緊急対応が必
要な状況変化
は？
中・上級編
●せん妄の予防
危険因子の同定
家族からの情報収集
環境調整
指示の見直し
医師への相談
せん妄の存在に気づく
緊急対応の必要性判断
余裕があれば，薬以外で
原因の検査・補正・
薬剤の調整
必要最小限の薬剤使用
●対策の見直し
検査
治療　医師との相談
ケア

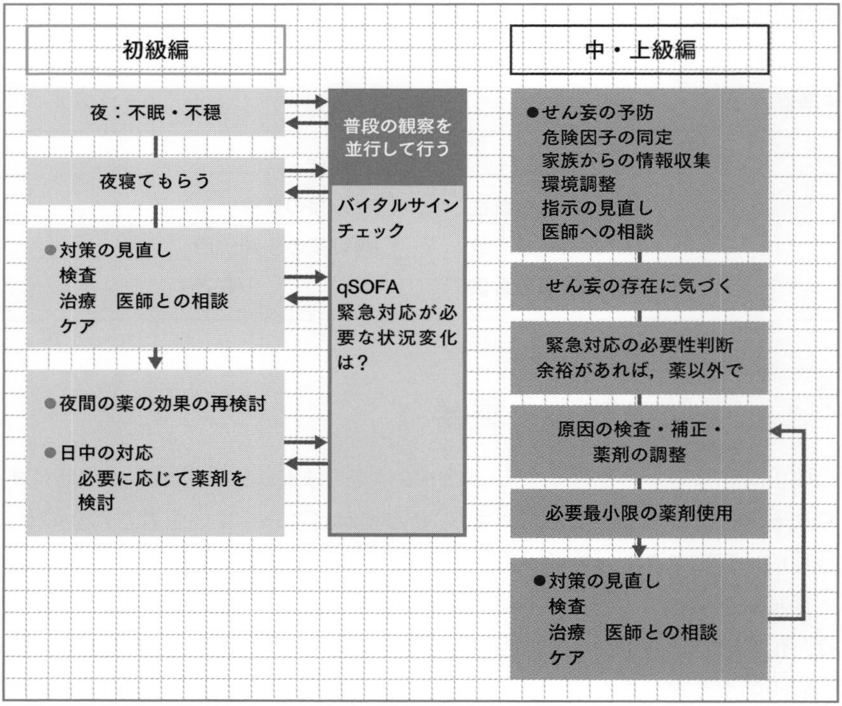

中・上級編の要素は，慣れてきたら取り入れたらよいと思います．

まずは初級編で，対策がなにもなく立ち往生の状況から，一歩前に進みましょう．そうすれば，最短コースで病棟管理の改善，つまりは患者さんの安全が得られます．

文献

1 Morandi A, et al：Delirium, Dementia, and In–Hospital Mortality：The Results From the Italian Delirium Day 2016, A National Multicenter Study. J Gerontol A Biol Sci Med Sci 74 (6)：910–916, 2019

2 Inouye SK, et al：Nurses'recognition of delirium and its symptoms：comparison of nurse and researcher ratings. Arch Intern Med 161 (20)：2467–2473, 2001

第 2 章

せん妄対策の道具
薬：基本編

「せん妄対策の入門」でせん妄の基本的な知識はおさえられました．
さあ，これからは登山に使う道具＝薬について説明していきます．

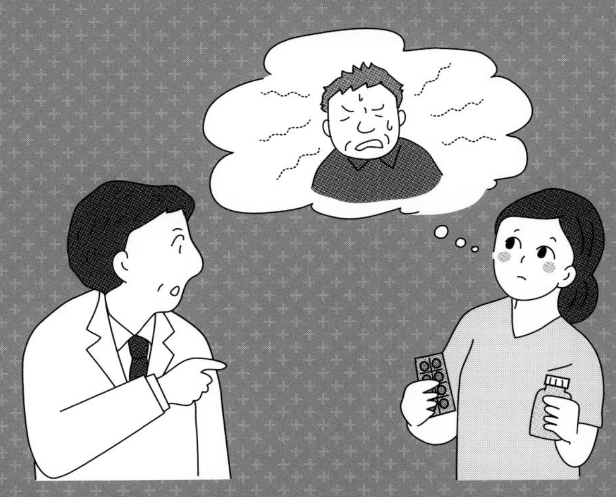

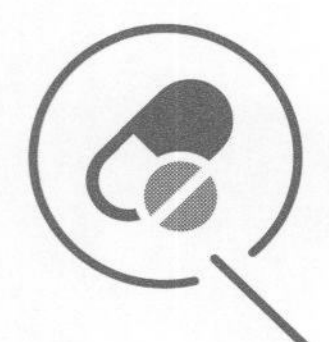

薬剤使用の問題点

1 抗精神病薬などが使われるせん妄治療

せん妄に使う薬は，多くの成書や研究などで，ハロペリドール，リスペリドン，クエチアピン，それでもだめなら睡眠薬となっています．

●一般的に使われている薬剤

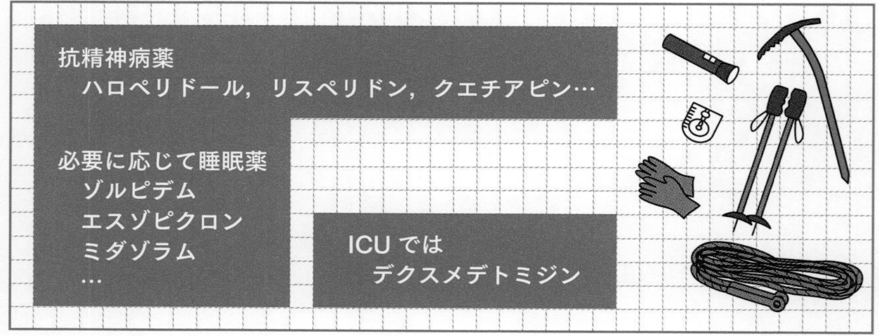

抗精神病薬
ハロペリドール，リスペリドン，クエチアピン…
必要に応じて睡眠薬
ゾルピデム
エスゾピクロン
ミダゾラム
…
ICU では
デクスメデトミジン

しかし，これらの薬剤は，一般の医療スタッフはその正体をよくしらないのに，せん妄やその他の病状で日々使っています．実はとても怖いことです．

2 使っている道具の特徴・限界・危険性

登山ではロープやさまざまな道具に命がかかっており，たとえば「何 kg まで耐えられる」など条件があります．この条件をしらずに，適当に岩山に登っていく人はいないと思いますが，医療現場の抗精神病薬の使用はまさにこの状態なのです．

●本当はしらないと危険な特性

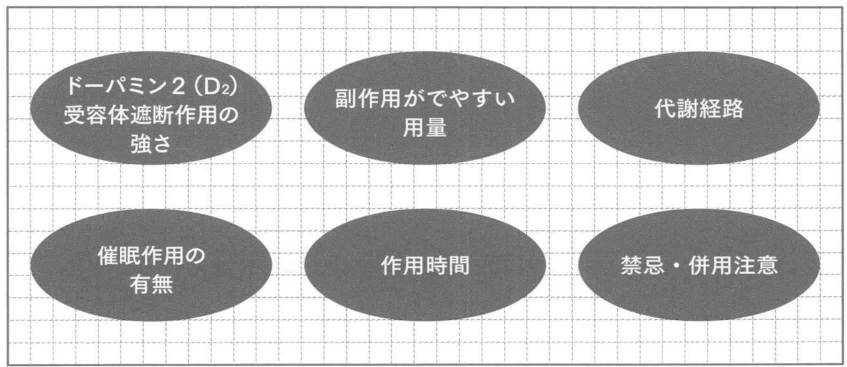

錐体外路症状とは，禁忌・併用に注意する薬や，眠くなる薬なのかそうではないのか，作用時間（持ち越すのかどうか），代謝経路（肝・腎機能障害があるときに使えるのかどうか）など，これから最低限必要な知識をみていきましょう．一般医療スタッフが理解しやすいように，できるだけ簡単にまとめていきます．

抗精神病薬とは

1 抗精神病薬の歴史

一言でズバリ「統合失調症の薬」です．幻覚・妄想を主とするこの病気は古くからあり，治療法のなかった時代には閉じ込めざるをえなかったことも長く続きました．

1950年代，強力な抗ヒスタミン作用が期待されたクロルプロマジン（コントミン®）を統合失調症の患者さんの鎮静に使用したところ，精神症状が劇的に改善したことから，現代の精神科医療の歴史がはじまりました．

●統合失調症患者さん

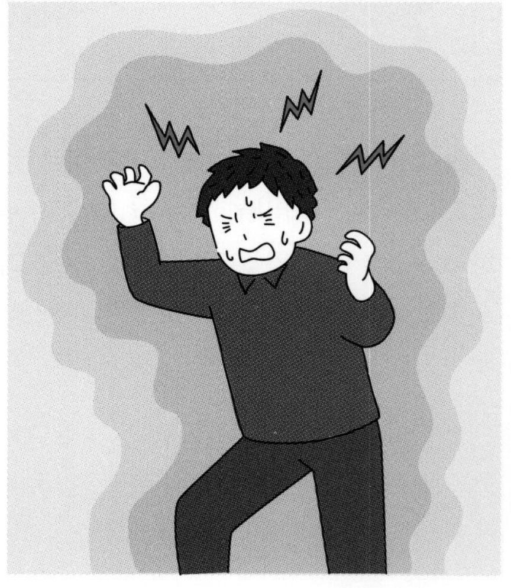

その後，ハロペリドール（セレネース®）が開発され長らく使用されました．

現代では，「非定型抗精神病薬」と呼ばれる新世代の薬剤がたくさん開発されています．

2 抗精神病薬の特徴

●抗精神病薬

▶ 統合失調症の幻覚・妄想を抑える薬

▶ ドーパミン2（D_2）受容体遮断作用が基本的な作用

▶ その他の受容体にも作用する多受容体遮断薬（MARTA）はさまざまな特性を併せもつ

●代表的な抗精神病薬

従来型抗精神病薬
ハロペリドール（セレネース®） クロルプロマジン（コントミン®）…など

非定型抗精神病薬
リスペリドン（リスパダール®） クエチアピン（セロクエル®） オランザピン（ジプレキサ®） ペロスピロン（ルーラン®） アリピプラゾール（エビリファイ®）…など

抗精神病薬の影

1 抗精神病薬使用の弊害

精神科疾患だけでなく，せん妄や認知症の精神症状を抑えるためにも，抗精神病薬は広く使用されています．せん妄は高齢者に対して使用されることがほとんどですが，本来，統合失調症は若い人の病気です．そのため，これまであまり注目されてこなかった弊害が目立ってきました．

●抗精神病薬の影

▶高齢認知症患者で死亡率増加
▶ハロペリドールの使用量が過大

2 高齢認知症患者で死亡率増加

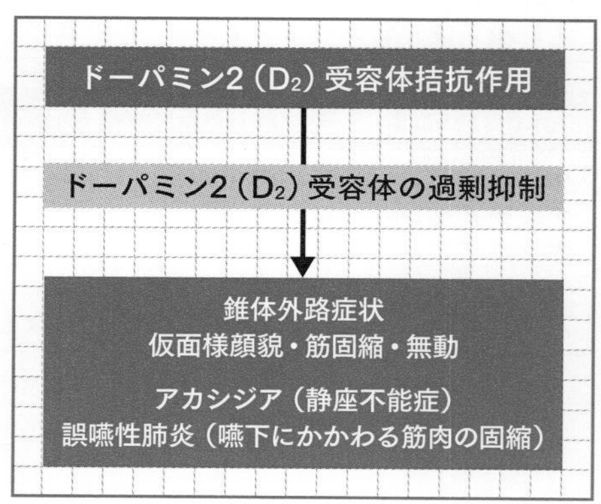

近年，抗精神病薬を認知症患者さんに使用すると死亡率が上がる恐れが指摘されています[1]．FDA（アメリカ食品医薬品局，厚生労働省に相当する米国の機関），日本の厚生労働省からも警告がだされています．

この主要な原因は，誤嚥性肺炎と不整脈です．抗精神病薬の副作用に「錐体外路症状」というものがあります．簡単にいうと，筋肉がスムーズに動かなくなる状況です．四肢の筋肉に影響がでるようになる前に，嚥下機能にかかわる筋肉がギクシャクして，誤嚥しやすくなると考えられています（嚥下は数十の筋肉が協調してスムーズに動く必要があります）．

3 ハロペリドールの使用量が過大

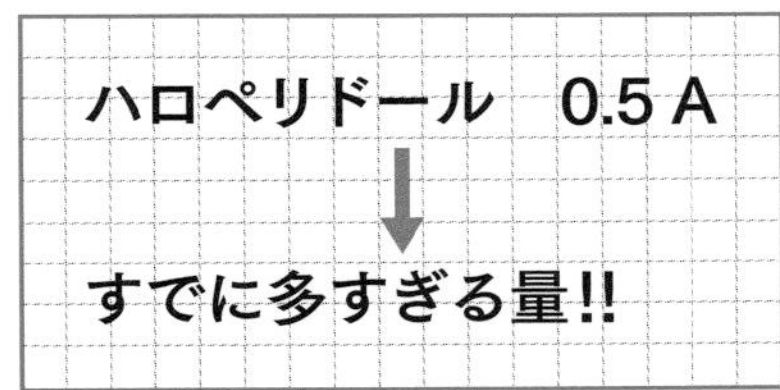

錐体外路症状はこれまで抗精神病薬にはつきものとされてきましたが，使用量が多すぎたことも一因と研究により判明しています．

ハロペリドールは最適な使用量が，注射ではわずかに 1 ～ 1.5 mg（0.2 ～ 0.3 A）で[2]，1 A どころか 0.5 A ですら「若い人でも」過量使用なのです[3]．高齢者では代謝が落ちますので，副作用の危険性はさらに上がります．しかしながら，せん妄に対するハロペリドールの量は 0.5 ～ 1 A で使用すると記載した本も多く存在します．

肺炎で内服不能な高齢せん妄患者さんに，一般的な量のハロペリドールを使うと，誤嚥性肺炎を引き起こしかねないことになるわけです．

4 なぜ，大量のハロペリドールが推奨されているのか

これは，ハロペリドールなどわずかな治療薬しかなかった時代に，精神科の専門医は大量に使う方法で症状をコントロールしていたからです．症状をコントロールするためには，副作用の生じる量であろうと使用せざるを得ず，副作用をコントロールしながら微妙なさじ加減で使っていたのです．

●精神科診療の歴史

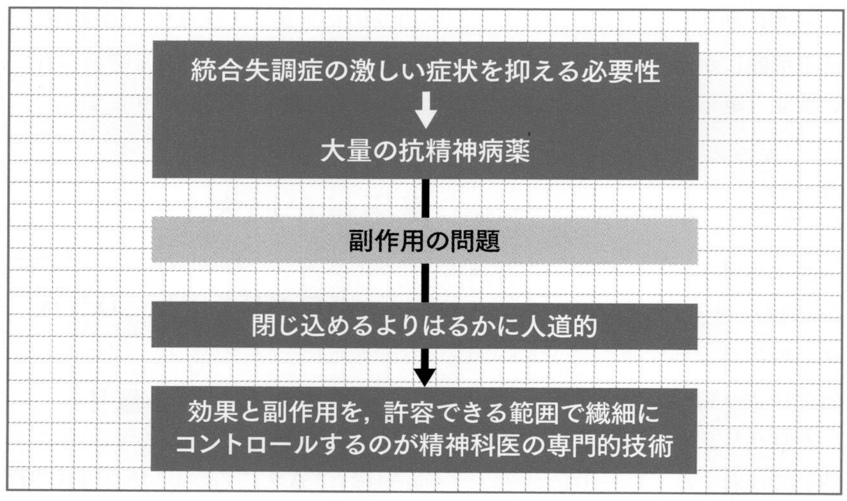

統合失調症の激しい症状を抑える必要性
大量の抗精神病薬
副作用の問題
閉じ込めるよりはるかに人道的
効果と副作用を，許容できる範囲で繊細に
コントロールするのが精神科医の専門的技術

5 せん妄治療＝ほとんどが精神科の医師による専門家の技（アート）

多めのハロペリドールなどは，精神科の先生にとってはあたり前の使いかたですが，綱渡りのような専門家の技を一般医療スタッフが実践するのには無理があります．せん妄の教科書を書いている精神科の医師は，専門的には正しい道を示しているのですが，一般医療スタッフがその技術を習得するのはむずかしいのです．「プロの登山技術を素人がまねることを要求されている」，現在のせん妄治療における大きな問題点です．

6 抗精神病薬の効果は？

せん妄に抗精神病薬はよく使用されますが，医療スタッフが期待するような「おとなしく状況を理解して治療に協力してくれる」という薬効はあまり期待できません．なぜなら，せん妄は意識障害ですが，脳機能を改善させるような薬剤は基本的に存在しないからです．

たしかに，せん妄に対する抗精神病薬の効果は，せん妄の重症度を低下させることがたくさん報告されています．しかし，それがどのような効果を患者さんや医療スタッフに与えるかはむずかしいのです．たとえば，ICU のせん妄患者さんにハロペリドールを使用しても，患者さんの予後には差がなかったとの研究が 2018 年に発表されています[4]．また，せん妄に抗精神病薬と抗精神病薬以外を使ったときの比較をしたところ，効果には差がなかったとされています[5]．さらには，緩和ケア病棟で軽度から中等度のせん妄にハロペリドールやリスペリドンを投与してもプラセボより改善効果がなかった報告[6]などがあります．副作用に目を向けると，日本でせん妄患者さんに使用した抗精神病薬での錐体外路症状は，2,453 例の前向き調査で 5.6% と報告されています[7]．

これらの結果を，ただちにすべての一般患者さんにあてはめることはできませんが，抗精神病薬を投与しても，医療スタッフが期待するほどにはせん妄が十分に改善しないこと，抗精神病薬が他の薬剤にくらべて有用かはまだまだ不明な部分があること，一般医療スタッフの想定以上に抗精神病薬の副作用が発生していること，は理解しておく必要があります．

このように，せん妄についての抗精神病薬は，歴史的に副作用がでやすい量で使用されており，使用方法と使うタイミングが簡単ではなく，効果も絶対的ではないというのが現状なのです．

逆説のせん妄対策

定説：せん妄には抗精神病薬（ハロペリドール 0.5 〜 1 A）を使う

逆説！ せん妄対策の第一歩：ハロペリドールの使用量は多すぎ，抗精神病薬は効果が期待されすぎている

睡眠薬（BZRA）の問題点

1 「不眠時⇨睡眠薬」は危険な香り？

よくある？処方

不眠時　ゾルピデム　1 錠
　　　　ブロチゾラム　1 錠

多くの病院でこのような不眠時指示があるかもしれません．

このような不眠時指示は長年使用されてきましたが，最近の入院の現状を考えると，甘く危険な香りがただよいます．

ベンゾジアゼピン系に代表される睡眠薬（本書ではベンゾジアゼピン受容体作動薬［BZRA］と表記）は，その高い効果と，それまでのバルビツール酸系などの不眠に使われていた薬とくらべて格段に安全性が高かったため，瞬く間に世界中に広がりました．

しかし近年，いくつかの問題が指摘されています．

●睡眠薬の問題点

- ▶常用量依存
- ▶死亡率の増加
- ▶入院患者の骨折リスクの増大
- ▶認知症と関連？
- ▶せん妄の原因

ベンゾジアゼピン系，非ベンゾジアゼピン系とよくいわれますが，どちらも $GABA_A$ 受容体に結合する同じ作用の薬で，誤解をまねくと指摘されています．本書は，両者を BZRA とまとめます．

2 常用量依存

長期服用では依存症がまれではなく，各国で使用期間の制限が進んできています．欧州では１ヵ月以内が目安とされています[8]．

3 死亡率の増加／骨折リスクの増大

睡眠薬と死亡率の関連が指摘されています[9, 10]．リスクは上がらないという報告[11]もありますが，高齢者が入院するような状況になった場合，骨折リスクの増大も指摘されています[12]．

4 認知症との関連

睡眠薬と認知症との関連もたびたび指摘されています[13, 14]．これは，睡眠薬が認知症の原因となる，というものではありませんし，関連はないのではないかという研究も少なくありませんが，マスメディアで報道もされており，「不眠＝睡眠薬」のような安易な使用に厳しい目が注がれつつあることを，医療スタッフ側は意識する必要があります．

5 せん妄の原因

睡眠薬は$GABA_A$受容体に作用する薬剤ですが，アルコールもこの$GABA_A$受容体に作用するのです．入院中や体調のわるいときに飲酒をしたら，悪酔いをしてしまいます．しかし，睡眠薬になると，体調がわるくても，あるいは入院しても継続されて

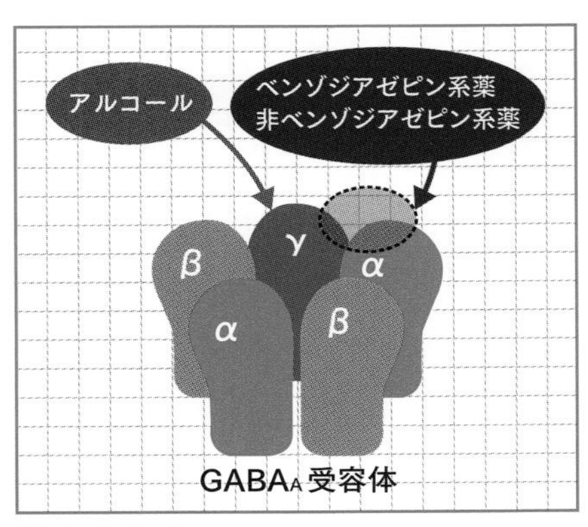

しまいます．

睡眠薬がせん妄の原因になるとよくいわれますが，この悪酔いを考えれば「そのとおり」とうなずけるのではないでしょうか．

入院ではせん妄を引き起こす他の原因疾患があります（だから入院します）．そこに睡眠薬を投入することは，まさに最後の一押し，医療スタッフが患者さんを魔女のまつお菓子の家に患者さんを送りだすことなのです．

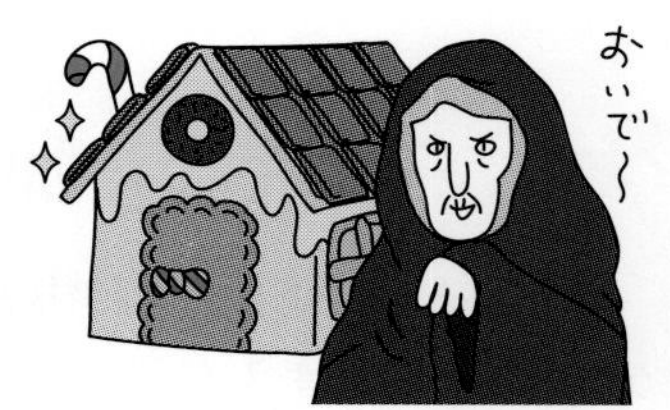

6 そもそも，睡眠薬は治療薬なのか？

不眠症に寝酒はよくない，これは常識です．ですから，不眠症に睡眠薬も本当はよくないことになります．実際にアルコールと同じく，睡眠薬は浅い眠りを増加させ，睡眠の質を低下させてしまいます．ですから，不眠症の「治療薬」としては不適当です．不眠で辛いときに短期間の応急処置を行い，その間に不眠の治療を行う，そんな一時しのぎのための薬剤なのです．

睡眠薬は，不眠のときにまず使う薬から，慎重に状況を見極めて使う薬へ，現代の常識は変わりつつあります．

逆説のせん妄対策

定説：不眠時　ゾルピデム

逆説！ せん妄対策の第一歩：入院中の不眠には「睡眠薬」を使わない

薬を正しく理解するための５つの作用

抗精神病薬も，睡眠薬も，一般医療スタッフが使う際にさまざまな問題があることをみてきました．つまり，これらの薬剤はその特徴を十分に理解しないと，適切に使用することができません．でも，この本ではみなさんを崖を登らせることはしません．次の「５つの作用」を理解するだけで一般医療スタッフは薬について必要十分な知識がつきます．

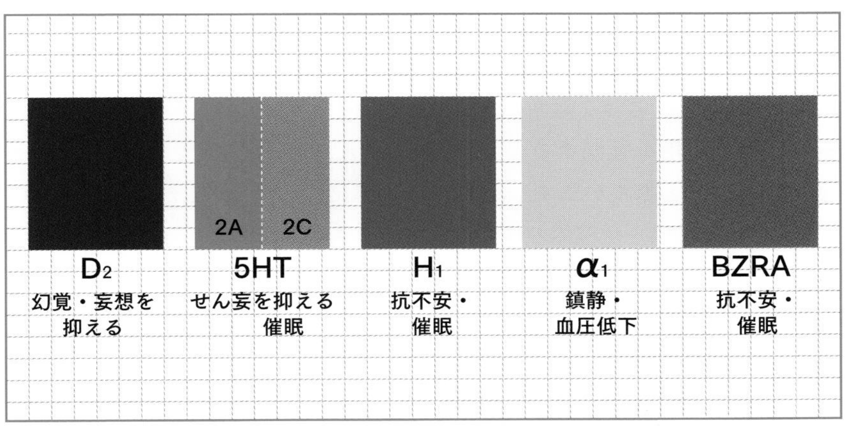

それは，上のドーパミン２受容体遮断作用〈D_2〉，セロトニン遮断作用(〈5HT〉ここでは〈$5HT_{2A,\ 2C}$〉)，抗ヒスタミン１遮断作用〈H_1〉，α_1 受容体遮断作用〈α_1〉，ベンゾジアゼピン受容体作動薬〈BZRA〉の５つです．本書は，D_2 遮断を〈D_2〉，抗 H_1 を〈H_1〉などと表します．

作用1 〈D_2〉：幻覚・妄想を抑える

抗精神病薬の中心的な作用です．幻覚・妄想が主要症状の統合失調症への薬ですから当然ですね．一方で，せん妄の幻覚はドーパミンだけが原因ではありませんので，全部の幻覚・妄想を抑えられるわけではありません．

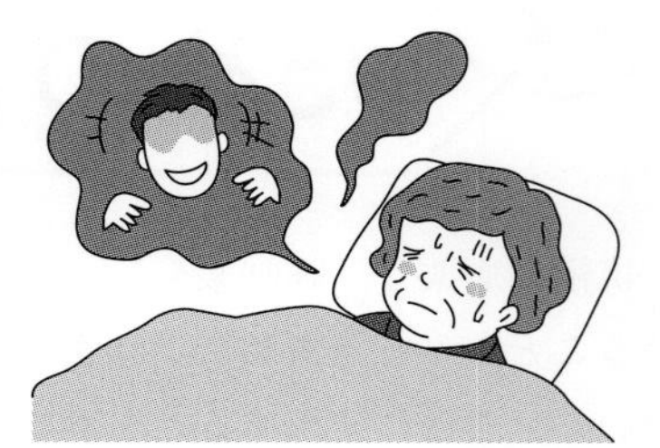

作用2 〈5HT〉：せん妄を抑える．催眠（〈$5HT_{2C}$〉）

新世代の非定型抗精神病薬に特徴的なのは，〈$5HT_{2A}$〉です．ドーパミン2（D_2）受容体を遮断しすぎることの副作用を軽減するのではないか，ともいわれています．また，ドーパミン2（D_2）受容体の作用にも影響し，せん妄への効果も期待されます．〈$5HT_{2A}$〉だけでは催眠作用は乏しいのですが，〈$5HT_{2C}$〉は睡眠薬と違って深い眠りを増やす作用や日内リズムの改善作用もあるとも考えらています[15]．

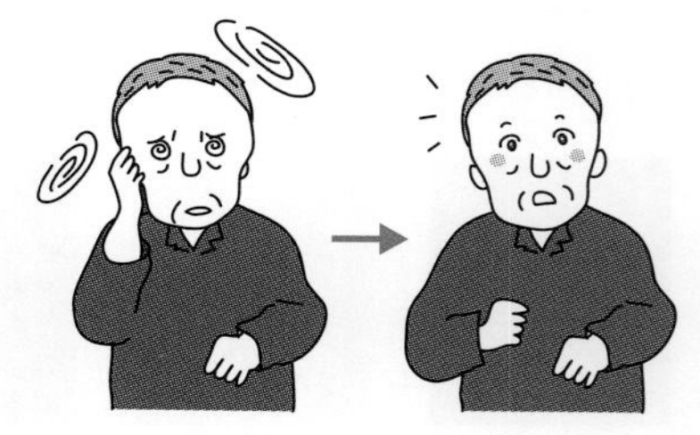

作用3 〈H_1〉：抗不安・催眠

かぜ薬・アレルギー薬などの抗ヒスタミン作用です．眠くなるのは感覚的にわかりますよね．同じ催眠作用でも，いわゆる睡眠薬のBZRAとくらべて呼吸抑制作用がないのが特徴です．

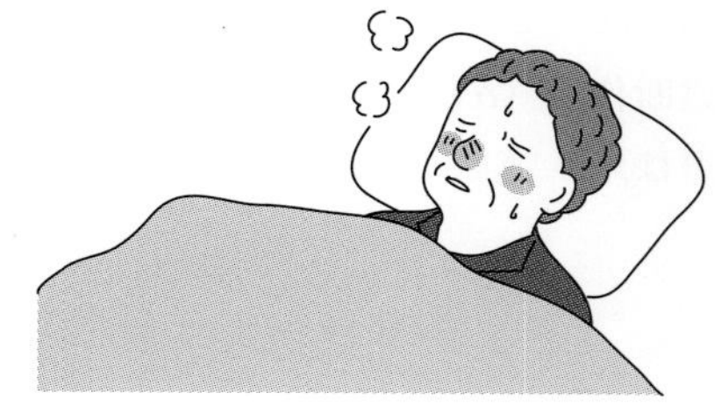

作用4 〈α_1〉：鎮静：血圧低下

抗精神病薬の多くが，この作用をもっています．鎮静作用は興奮を鎮める作用として有用ですが，効きすぎると血圧低下という副作用になります（降圧薬としての作用）．

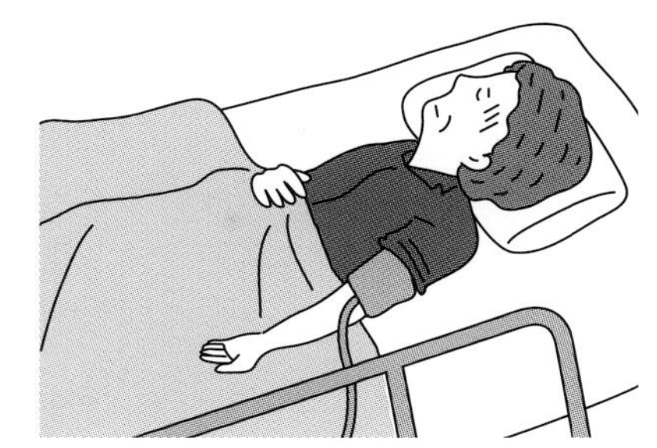

作用5 BZRA：抗不安・催眠

いわゆる“ベンゾジアゼピン受容体作動薬”のことです．非ベンゾジアゼピン受容体作動薬としてゾルピデム，ゾピクロン，エスゾピクロンなども近年よく使用されますが，「ベンゾジアゼピン環」という構造をもたないだけで，ベンゾジアゼピン受容体に作用する薬剤であることには変わりがないため，「ベンゾ・非ベンゾ」という名称は誤解を生みやすくなってしまっています．

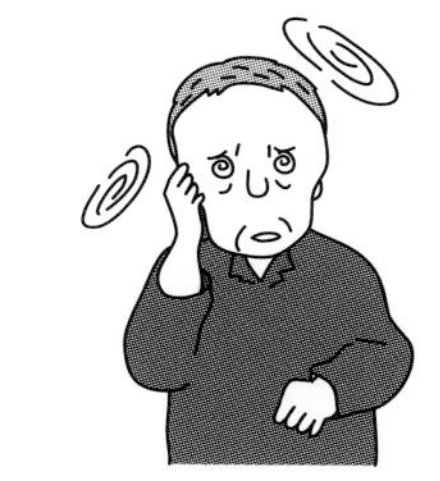

この５つの作用（主にはBZRA以外の４つ）でどう理解していけばよいか，ハロペリドールとリスペリドンを例に挙げてみていきましょう．

本書では，最小限の知識で，抗精神病薬の特性を知識があまりない一般医療スタッフがイメージできるようになることを目標としています．抗精神病薬の作用は５つの受容体への作用だけで説明できるわけではなく，また各受容体への“強さ”はあくまでもイメージであって，絶対的なものではありません．受容体の特性は実験環境などでも結果が異なり，確定していません．

本書で図示した受容体の作用の強さは，複数の精神科の本[15, 16, 17]・論文・添付文書などの Ki 値や薬効表示を指標としています．しかし，専門医であれば「Ki 値が小さいので強い薬だから 1 mg で効く，大きいから 100 mg 必要」との判断ができますが，一般医療スタッフでは，「1 錠で効くか効かないか」が重要で，なかなか，Ki 値をもとに 1 錠に含まれる mg 数を基準とした観点で薬を判断することに慣れていません．

そのため，Ki 値による一般的な強弱の表記ではなく，せん妄において臨床的に使用されやすい用量での受容体の作用の大きさを，私の経験をもとに調整しています．ある薬と他の薬での絶対的な比較や学術的な検討に対して，本書の図が不向きであることをご了承ください．

ハロペリドール・リスペリドンはなぜ効かない？

よくある？処方

不眠・不穏時　リスペリドン　0.5 mg　1 包内服
　　　　　　　ハロペリドール　0.5 ～ 1 A 注射

せん妄の本にもよく書いてある指示です．でも，これでせん妄患者さんが「なかなか落ち着いてくれない」のは，みなさんのご経験のとおりです．なにがおかしいのでしょうか？

それは，この 2 つの薬がどのような作用をするかをみればすぐわかります．

1　ハロペリドールは“寝ない”薬

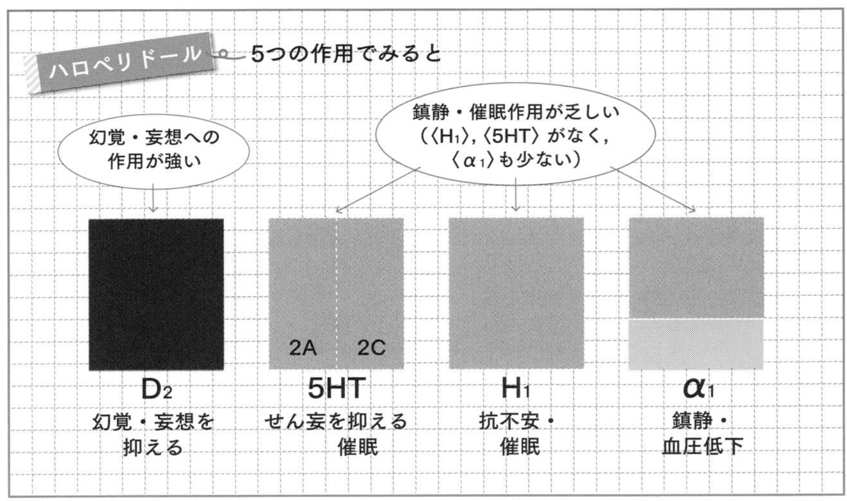

ハロペリドールは，強い〈D_2〉と弱い〈α_1〉をもつ薬剤です．強い〈D_2〉なので，強力な抗幻覚・妄想作用があります．一方で，強い〈D_2〉は容易に錐体外路症状を引き起こしてしまいますので，多くの量を使うことはできません．〈α_1〉は鎮静作用がありますが弱く，多く使えないハロペリドールでは期待することができません．

つまり，ハロペリドールは「幻覚を抑える」かつ「眠くならない」薬なのです．

夜間のせん妄に「不眠・不穏時 ハロペリドール」を使用しても，患者さんは寝てくれませんし，混乱は一部しか治りません（幻覚・妄想を抑えるだけ）．みなさんが「使っても効かない」と感じるのはあたり前です．効かないのではなく，期待する効果が間違っているのです．

2 リスペリドンは“あまり寝ない”薬

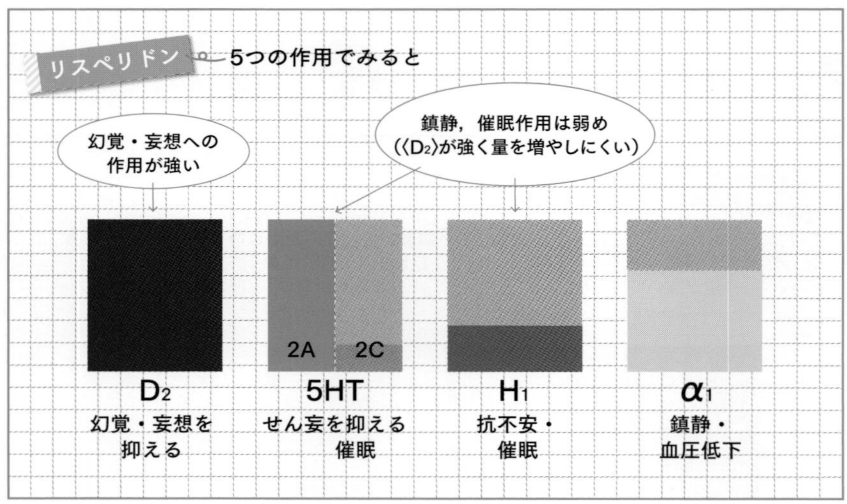

〈D_2〉の他に，〈$5HT_{2A}$〉と小さく〈H_1〉がでてきました．〈$5HT_{2A}$〉はせん妄を抑える効果もありますが，眠気はあまり催しません．〈H_1〉も小さいので，

眠らせるにはやや力不足です．〈D_2〉が強いため，多くの量を使うと副作用の危険があるからです．

つまり，夜は眠るほどの作用はなく，昼間はせん妄の患者さんがよけいにぼんやりしてしまうことになります．不眠・不穏時指示としていつ使ったら効果的か，意外と悩む薬です．

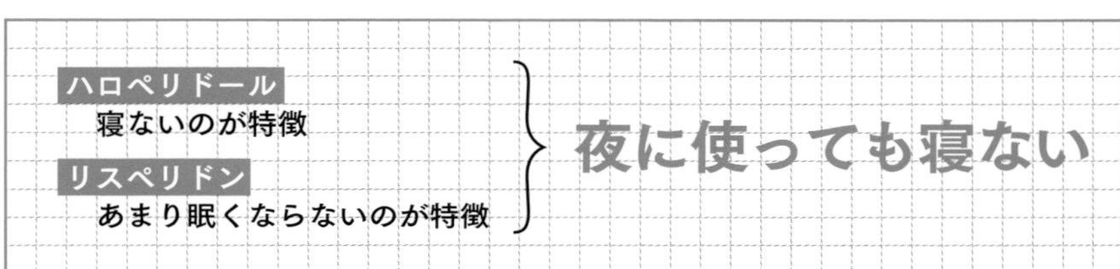

ハロペリドールもリスペリドンも，健康人に使用しても睡眠を改善しないとの研究もあるくらいなので[18]，一般医療スタッフのイメージは根本から間違っていることになります．これが「効かない」の正体です．

このように，“5 つの作用” でみるとその薬のイメージができます．本書では，せん妄でよく使われる薬について，わかりやすく解説していきます！

逆説のせん妄対策

定説：不眠・不穏時　ハロペリドール・リスペリドン

逆説！ せん妄対策の第一歩：ハロペリドール・リスペリドンは眠らない(寝ちゃった場合は過量かも…)

せん妄の薬剤の3つの基本

基本1 せん妄指示は，昼と夜にわける

ハロペリドール，リスペリドンは使いどころが誤解されている，というお話しをしてきました．ではどうすればよいのでしょうか．せん妄の薬剤の使いかたの基本を3つ，おさえていきましょう．

「不眠・不穏時」指示の落とし穴

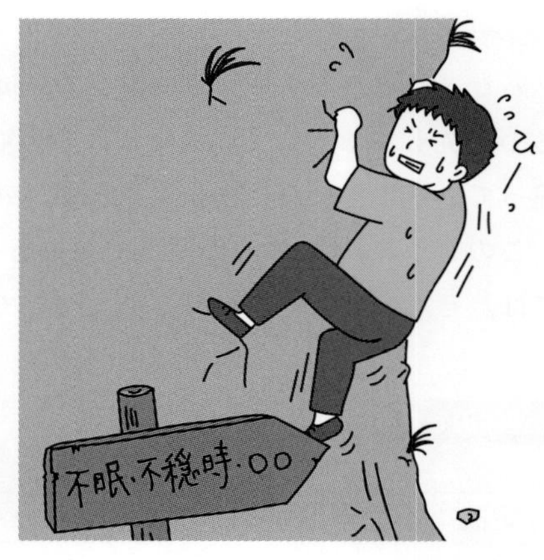

「不眠・不穏時」と書かれた場合，その指示はある意味で失敗することが約束されています．

せん妄は意識障害です．ですから，基本的には意識を下げる可能性のある「眠くなる薬」の使用は，最小限にしたいところです．しかし，不眠・不穏時指示は，夜間の不眠時に使うのでしょうか？日中の不穏時に使うのでしょうか．

どの指示をいつ使うのか，最終的に決めるのは医師ではなく看護師さんです．指示に書かれている薬に催眠作用があるのかないのか，看護師さんが十分に理解していなければ，この指示は成立しません．なぜなら，昼間に適している眠くならない薬を夜間の「不眠・不穏時」に使ってもまったくの無効ですし，夜間に有効な薬を日中の「不眠・不穏時」に使うと，寝てしまって昼夜リズムはガタガタになります．

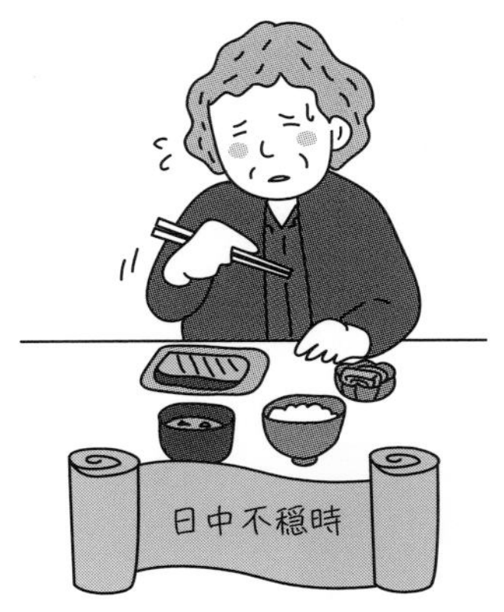

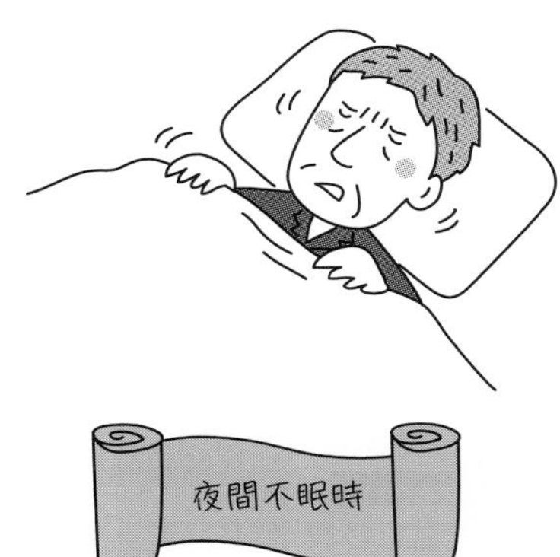

日中不穏時・夜間不眠時

夜間に大事なのは不穏がおさまってくれることではなく，寝てくれることです．日中に大事なのは寝てくれることではなく，不穏がおさまってくれることです．

ですから，催眠作用がしっかりある夜間用の薬と，催眠作用が少ない日中用の薬を，別々にわけて指示をだしてもらうことがとても重要なのです．

逆説のせん妄対策

定説：**不眠・不穏時**　ハロペリドール/リスペリドン

逆説! **せん妄対策の第一歩：日中不穏時，夜間不眠時に指示をわけてもらう**

基本2 眠くなる薬は，せん妄を抑える作用を使ってから

よくある？処方

不眠・不穏時　ヒドロキシジン（アタラックス®–P）
不眠時　ゾルピデム

これらの指示もよくみかけます．しかし，これは大きな落とし穴です．せん妄は意識障害です．眠くなる薬（抗ヒスタミン薬：〈H_1〉，睡眠薬［BZRA］は，基本的に意識障害をさらに悪化させますから（当然です），これをいきなり使ってしまうと，せん妄を悪化，もしくは引き起こすことにつながります．

●薬剤を使う順番

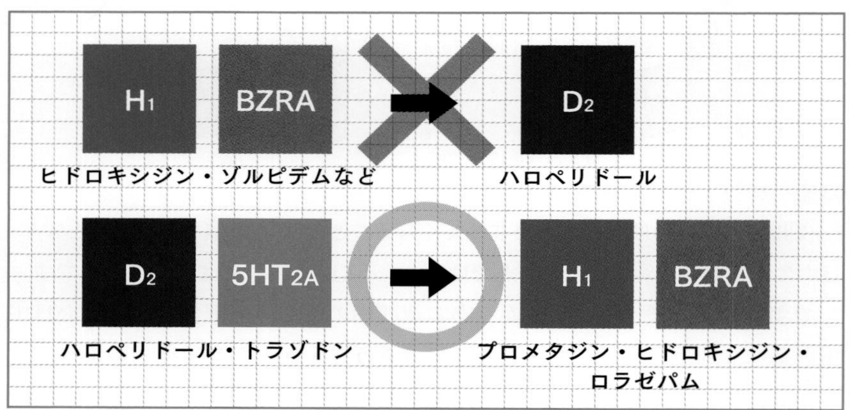

そのため，薬を使う順番として，せん妄を抑える作用（〈D_2〉や〈$5HT_{2A}$〉）の薬を先に使い（あるいは併用して），それから眠くなる作用の薬を使うべきなのです．

逆説のせん妄対策

定説：不眠時　ゾルピデム，不穏時　ヒドロキシジン

逆説！ せん妄対策の第一歩：眠くなる薬は，せん妄を抑える薬を使ってから！

基本3 眠くなる薬は，眠るまで使う

この3番目が1番大事なポイントです．これまでみてきたように，眠くなる薬は意識障害＝せん妄を必ず“悪化”させます．しかし，とくに夜間に不穏のままでは医療安全が保てずに,本人（あるいは他の入院患者さんにも）に害ですから，寝てもらうことはやむを得ません．

眠るまで十分使う

ではどうすればよいのでしょうか．それは，眠るまで十分使うことです．もし，眠らないところでやめてしまうと，脱抑制（理性が弱まること）が進みますから,「せん妄の薬を使ったらかえって興奮が悪化した,もう使えない」となるわけです．

睡眠薬はアルコールと似た作用と解説しましたが，たとえていうなら「飲ますなら，潰れるまで飲まさないと周囲の人に迷惑をかける」ということです．そうでないなら，最初から飲ませないほうが何倍もマシ，ということになります（もちろん，お酒は適量を楽しく飲みましょう）．

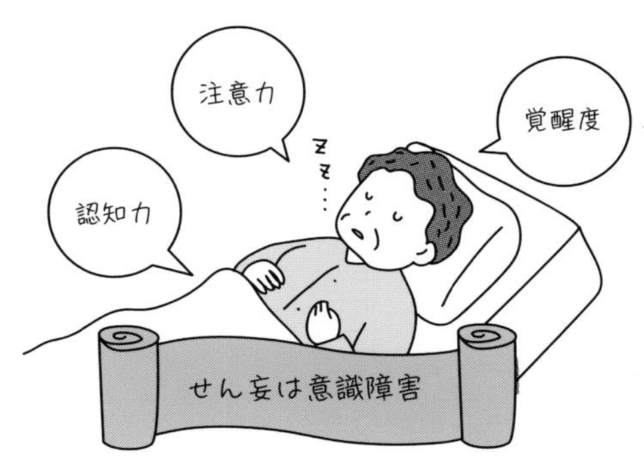

睡眠薬は増やしにくい…

ここで問題なのは，睡眠薬であるBZRAです．これらは，どんどん使う…となるとやはり呼吸抑制などが心配になります．とくに，内服困難な場合にはミダゾラムが第1選択薬ですが，ミダゾラムに慣れているのはICUや緩和ケア病棟など一部に留まります．そのため，多くの一般病棟では「まだ暴れているけど追加はできない」,「身体抑制で乗り切ろう」となりがちです．

増やしやすい「眠れる薬」は

〈$5HT_{2C}$〉や〈H_1〉の作用には呼吸抑制の作用はありません．そこでこれらの作用をもつ催眠作用の強い抗うつ薬や抗精神病薬は，慣れていない一般病棟の医療スタッフでも安心して，眠るまで十分追加することができます．ですから，本書では重要視しています．

●安全に眠れる作用

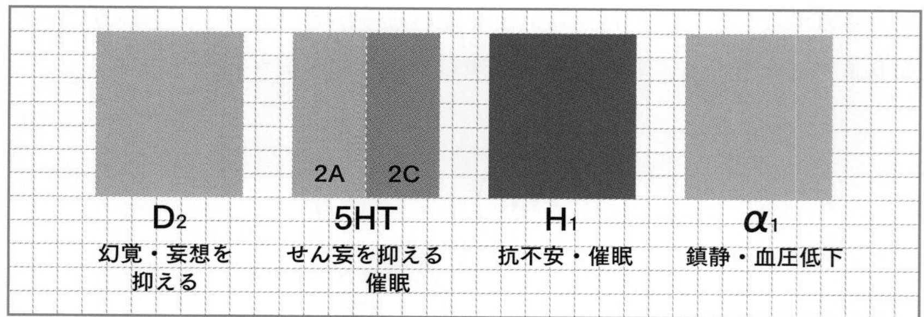

逆説のせん妄対策

定説：睡眠薬は怖くて十分追加投与はできない

逆説! せん妄対策の第一歩：**追加投与できる薬剤で，十分に寝かせる**

せん妄の薬剤上級編

ドーパミン 2（D_2）受容体遮断の作用 / 副作用

ドーパミン 2（D_2）受容体遮断は抗精神病薬の中心的な作用です．精神・運動にかかわり，とくに統合失調症の幻覚・妄想といった陽性症状（本来ない，あるいは過剰となる症状，逆に，元気がなくなる，思考が低下するなどが陰性症状）の改善に大きくかかわるとされています．血液脳関門を越えて血液から神経細胞に入る D_2 受容体遮断作用をもつ薬剤が，中枢神経での作用する薬となります．

一方，吐き気に関与する化学受容器引き金帯（CTZ）や消化管の D_2 受容体は血液脳関門の外にあり，〈D_2〉により制吐作用・消化管運動促進作用があります．制吐薬のメトクロプラミド（プリンペラン®）やドンペリドン（ナウゼリン®）はこの作用を利用しています．抗精神病薬も一般的に制吐作用があり，オランザピン（ジプレキサ®）は化学療法，ハロペリドール（セレネース®）やプロクロルペラジン（ノバミン®）はオピオイドで利用されています．メトクロプラミドはある程度血液脳関門を越えるので，抗精神病薬同様の作用・副作用があります．

錐体外路症状は，抗精神病薬の代表的な副作用で，筋肉が固まり不活発や無表情になったり（仮面様顔貌，寡動，筋固縮），体がイライラしてしまって数分とじっとしていられない非常に辛い症状であるアカシジア（静座不能症）などがあります．

一般に，非定型抗精神病薬は，ハロペリドールのような従来型抗精神病薬にくらべて副作用が少ないことが特徴とされています．

ここ 20 年ほど脳内の D_2 受容体の仕組みへの理解が深まり，おおよそ 60％以上の D_2 受容体が遮断されると陽性症状を抑える作用が現れますが，78％以上だと錐体外路症状などの副作用がでてくる，ということがわかってきました．ハロペリドールはわずかに 1 〜 1.5 mg でこの量に達することが判明しています[2]．つまり，この量がハロペリドールの「有効血中濃度」となり，それ以上は「副作用域」の過剰使用となります．

この観点から見直すと，錐体外路症状が少ないとされる非定型抗精神病薬は，注射で 2.5 〜 5 mg 相当以上のハロペリドールと比較して少ないとされていただけで，詳細に検討するとほとんど差がなく[19]，一般医療スタッフは同じと考えても差し支えないほどです．

精神科の患者さんは若い人が多く，精神科医は全身疾患で臓器機能が低下した高齢者の投薬に慣れていないことも少なくありません．そのため，「非定型抗精神病薬だから副作用が少なくて安全」と考えるのではなく，「どんな抗精神病薬でも，一般的な教科書に書かれているより少ない量で使用する」というスタンスが重要です．とくに高齢者では，抗精神病薬で誤嚥性肺炎が起こることが問題視されています．

本書では，一般医療スタッフがそのような精神科と一般診療科の慣習の違いをなるべく意識しないですむように，また安全性が高くなるように用量を設定しています．具体的には，抗精神病薬の D_2 受容体遮断作用の目安である CP（クロルプロマジン）換算値で 150 mg を越えないことを原則としています．

2章のまとめ

薬物療法のための地図

3つの原則に従って薬剤を使用するとき，実際にどのようにすればよいのでしょうか.

日本の精神科医の推奨[20]をベースに，成書などを参考にするとせん妄の一般的な薬の選択は以下のようになります.

●一般的に推奨されている薬剤

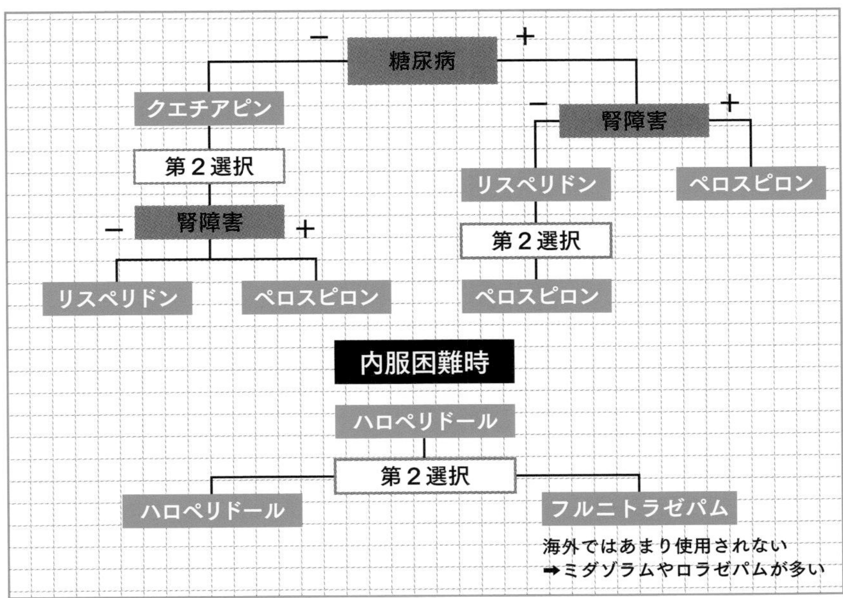

これは，世界的にみてもおおむねスタンダードとなります．しかし，これまで述べたように，その用量や薬剤の特性をふまえた使いわけが，一般病棟の実情にあいにくいのも事実です.

とくに避けてとおれない分岐点は，「抗精神病薬を最初に使うのか」，「眠るための薬剤をなににするか」です．これらは，一般の医療スタッフの意識と精神科の医師の文化が大きく食い違いやすいところです．そのため，だれでもできる初心者向けコースと，精神科医の専門的な使用法を理解できる中・上級者向けコース，自分の病院や現在の指示がどちらになっているのかを意識して，「せん妄登山」にでかけるのがよいでしょう．

本書で提案していく薬剤も，だれでもできる初心者向けコースを中心に，中・上級者向けコースも一部意識して解説していきます．

文献

1 Schneider LS, et al：Risk of death with atypical antipsychotic drug treatment for dementia：meta – analysis of randomized placebo – controlled trials. JAMA 294 (15)：1934–1943, 2005

2 de Haan L, et al：Subjective experience and D_2 receptor occupancy in patients with recent–onset schizophrenia treated with low–dose olanzapine or haloperidol：a randomized, double–blind study. Am J Psychiatry 160 (2)：303–309, 2003

3 Davis JM, et al：Dose response and dose equivalence of antipsychotics. J Clin Psychopharmacol 24 (2)：192–208, 2004

4 Girard TD, et al：Haloperidol and Ziprasidone for Treatment of Delirium in Critical Illness. N Engl J Med 379：2506–2516, 2018

5 Burry L, et al：Antipsychotics for treatment of delirium in hospitalised non–ICU patients. Cochrane Database Syst Rev6 (6)：CD005594, 2018

6 Agar MR, et al：Efficacy of Oral Risperidone, Haloperidol, or Placebo for Symptoms of Delirium Among Patients in Palliative Care：A Randomized Clinical Trial. JAMA Intern Med177 (1)：34–42, 2017

7 Kotaro H, et al：Antipsychotics for delirium in the general hospital setting in consecutive 2453 inpatients：a prospective observational study. Int J Geriatr Psychiatry 29 (3)：253–262, 2014

8 Riemann D, et al：European guideline for the diagnosis and treatment of insomnia. J Sleep Res 26 (6)：675–700, 2017

9 Weich S, et al：Effect of anxiolytic and hypnotic drug prescriptions on mortality hazards：retrospective cohort study. BMJ 348：g1996, 2014

10 Saarelainen L, et al：Risk of death associated with new benzodiazepine use among persons with Alzheimer disease：A matched cohort study. Int J Geriatr Psychiatry 33 (4)：583–590, 2018

11 Patorno E, et al：Benzodiazepines and risk of all cause mortality in adults：cohort study. BMJ 358：j2941, 2017

12 Saarelainen L, et al：Risk of Hip Fracture in Benzodiazepine Users With and Without Alzheimer Disease. J Am Med Dir Assoc 18 (1)：87, 2017

13 Sophie Billioti de Gage, et al：Benzodiazepine use and risk of dementia：prospective population based study. BMJ 345：e6231, 2012

14 Kyung–Rock Park, et al：Signal detection of benzodiazepine use and risk of dementia：sequence symmetry analysis using South Korean national healthcare database. Int J Clin Pharm 40 (6)：1568–1576, 2018

15 仙波純一（監訳）：ストール精神薬理学エセンシャルズ．第4版，メディカル・サイエンス・インターナショナル，2015

16 小川朝生：自信がもてる！せん妄診療はじめの一歩．羊土社，2014

17 長嶺敬彦：予測して防ぐ　抗精神病薬の「身体副作用」．医学書院，2009

18 Cohrs S：Sleep disturbances in patients with schizophrenia：impact and effect of antipsychotics. CNS Drugs 22 (11)：939–962, 2008

19 Geddes J, et al：Atypical antipsychotics in the treatment of schizophrenia：systematic overview and meta–regression analysis. BMJ 321 (7273)：1371–1376, 2000

20 Okumura Y, et al：Expert opinions on the first–line pharmacological treatment for delirium in Japan：a conjoint analysis. Int Psychogeriatr 28 (6)：1041–1050, 2016

第 3 章

せん妄対策の地図薬：実践編

ここからは，それぞれの薬剤（登山道具）の特徴をふまえて，地図を見ながらどの登山ルートから登るかを考えていきます．

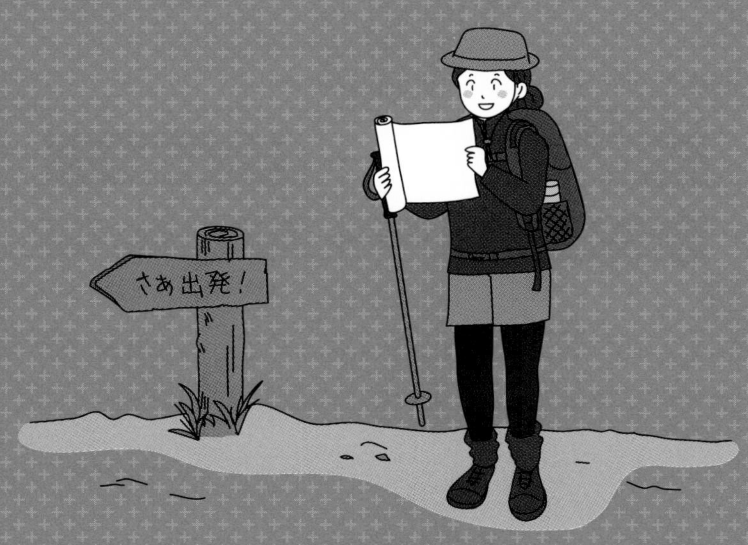

せん妄登山に使う4枚の地図

２章では５つの作用による薬の作用の基本をみていきました．これからそれぞれの薬をどう理解していくかですが，第一の手がかりは「眠くなるかどうか」です．

これは，いくつかある指示薬をいつ使えばよいか，という判断のための最重要ポイントです．

●薬を理解するポイント：眠くなるかどうか

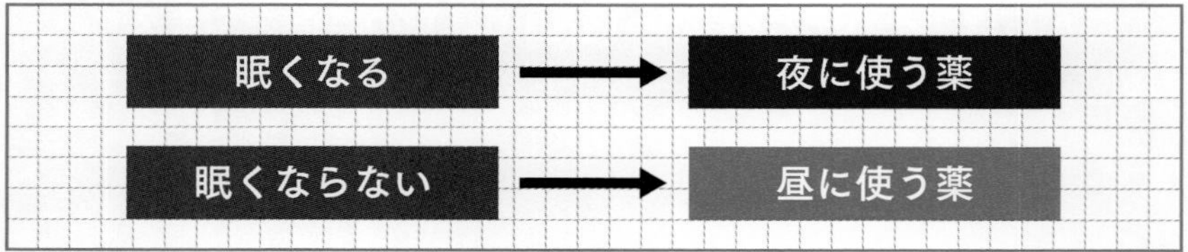

●薬を理解するポイント：はじめに使う薬はなにか

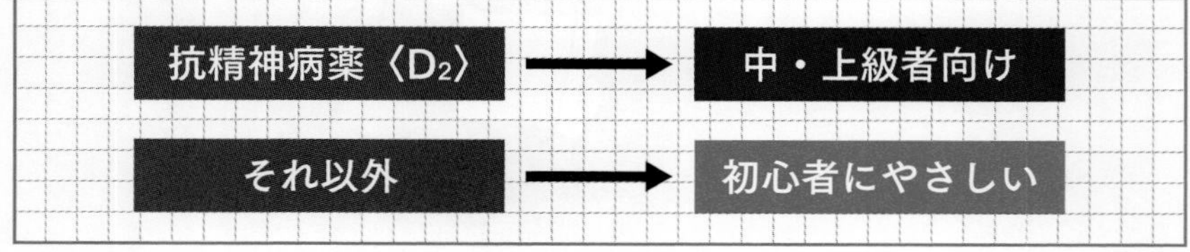

次に考えるのは，実際の患者さんにまず使おうとしているこの薬は，初心者にもやさしい抗精神病薬以外か，中・上級者向けの抗精神病薬（〈D_2〉がある薬）なのかという点です．

また指示を実際に使う場合には，患者さんが飲めるのか，飲めないのかによって，使える薬が変わってきます．

このようなポイントをまとめると，せん妄登山には「夜飲めるときに使う」，「夜飲めないときに使う」，「昼飲めるときに使う」，「昼飲めないときに使う」という4つの地図と，それぞれ初心者向けコース，中・上級者向けコース，があることがわかってきます．

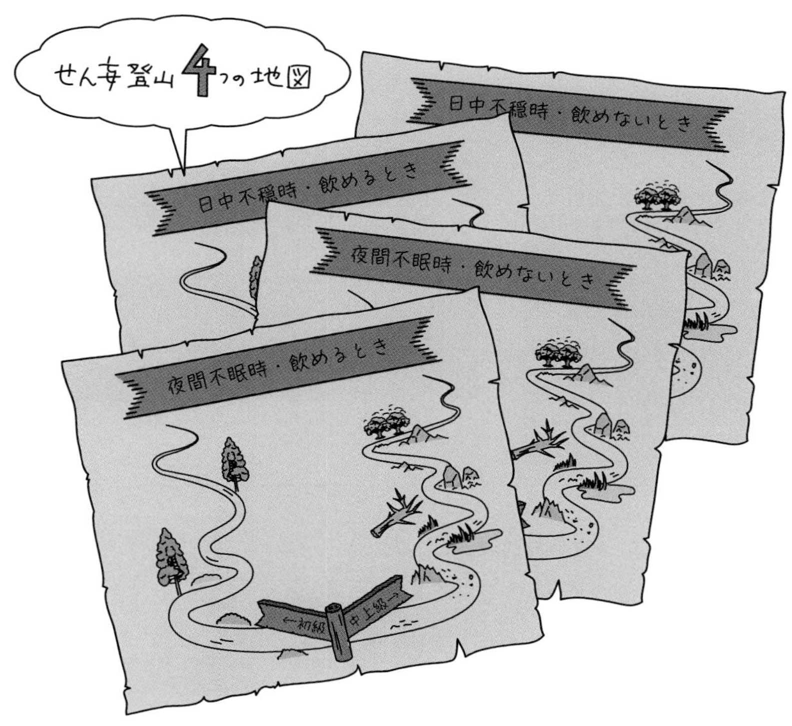

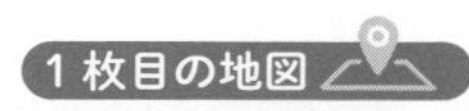

夜間のせん妄（不眠時）・飲めるとき

では，まず最初の地図，夜の飲めるときの薬からみていきましょう．

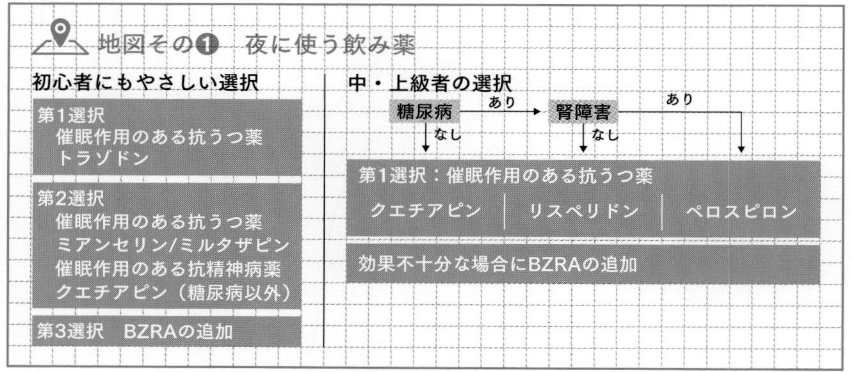

初心者にもやさしい薬の選びかた

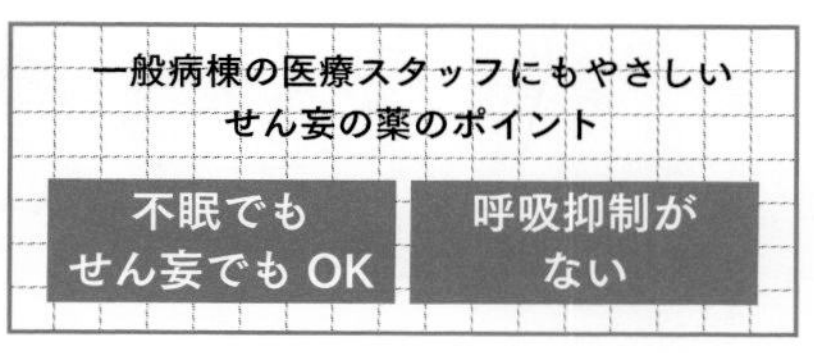

一般病棟の医療スタッフにもやさしい
せん妄の薬のポイント
不眠でも
せん妄でも OK
呼吸抑制が
ない

初心者にもやさしい薬としての条件は，呼吸抑制の恐れが少なく，入院時の不眠時指示として使っても不都合がないことです．そうすれば，せん妄による夜間の不眠か単なる不眠かを判断できなくても，入眠が必要なときに使用する薬に迷うことがありません．

催眠作用のある抗うつ薬は，欧州の不眠のガイドライン[1]にも記載されていますので，目の前の不眠がせん妄の昼夜逆転なのか，単なる不眠なのか，区別がつきにくくても，患者さんに不利益が生じにくく，さらには睡眠薬と違って呼吸抑制が起きないのが使いやすいポイントです．

中・上級者向けの薬の選びかた

クエチアピンが第1選択になりますが，使用する前に糖尿病ではないことを確認しなければなりません．入院時の定型指示リストにクエチアピンが入っている場合，意図せずに糖尿病患者さんに指示がでていることもありますので，その点を看護師さんが十分理解しておくことが重要です．リスペリドン，ペロスピロンは催眠作用が弱いので，BZRAを併用することも前提の薬になります．このあたりも，中・上級者向けフローとなります．

なぜ中・上級者向けか

- ☑糖尿病患者かどうかの把握が必要
- ☑腎機能障害に気をつける必要がある
- ☑催眠作用が十分ではなく，結局BZRAを併用しなければならないことが多い（リスペリドン・ペロスピロン）

これから，それぞれの薬をみていきますが，いわゆる睡眠薬（BZRA）については後でまとめて触れます．

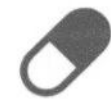

眠くなる薬▶トラゾドン

代表的な商品名：レスリン®，デジレル®（25 mg 錠，50 mg 錠）

ポイント ❶不眠にも，せん妄にも使える
❷おだやかな作用で高齢者にも OK
❸しっかり増量するのがコツ

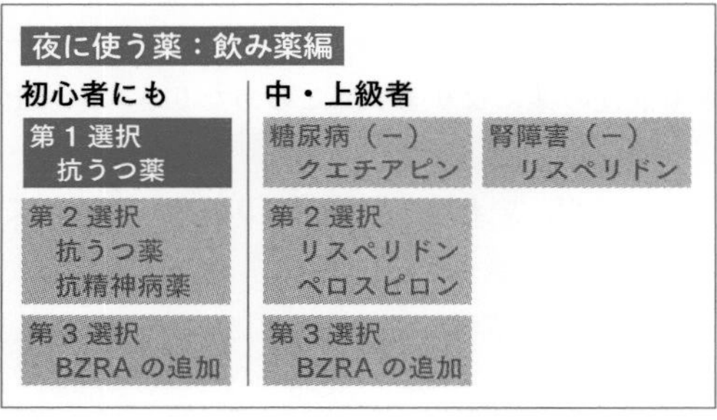

8 時間前後の作用時間で適切

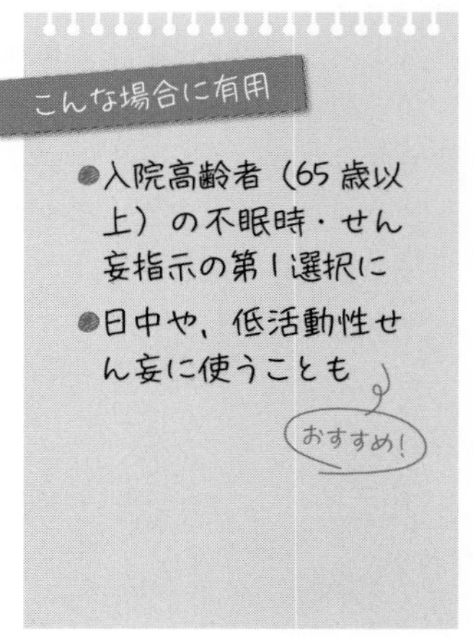

こんな場合に有用
入院高齢者（65 歳以上）の不眠時・せん妄指示の第 1 選択に
日中や、低活動性せん妄に使うことも
おすすめ！

トラゾドンはどんな薬？

抗うつ薬ですが，作用がおだやか（＝副作用もおだやか）な反面，抗うつ薬としては眠くなってしまうのであまり使われません．一方，世界的に高齢者の睡眠薬の代わりに使われており，処方の半数がこの目的ともいわれています．

①不眠にも，せん妄にも使える

〈$5HT_{2A,\ 2C}$〉により，せん妄への効果＋催眠作用があります．また，〈H_1〉もあります．〈D_2〉がないことから錐体外路症状のリスクもなく，せん妄だけでなく単なる不眠にも使用することができます．半減期は 6 ～ 7 時間で，睡眠薬としても好ましいです．

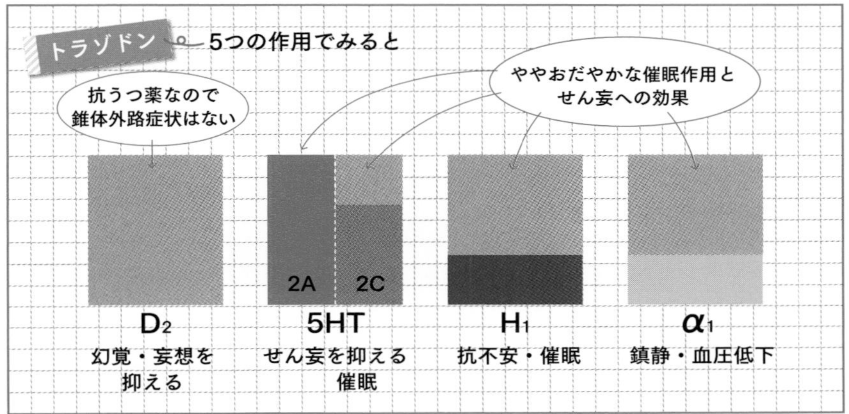

②おだやかな作用で高齢者にも OK

これらの作用は比較的おだやかで，入院した超高齢者にも比較的安全に使用することができます．入院患者さんはさまざまな臓器機能が落ちているので，普通の人に十分効果がある薬は，「キツい」ことが少なくありません．

③しっかり増量するのがコツ

おだやか＝効果が少ない場合があります．体調不良の患者さんには，少量からはじめてしっかり増量するのが，効果を引きだすコツです．トラゾドンは 100 mg まで増量してみるのがよいでしょう．

こんな場合に有用

入院した高齢者の不眠時指示の第 1 選択に最適です．すでにせん妄を起こしていたとしても，BZRA のようにせん妄のさらなる悪化原因になる恐れが少ないです．禁忌も少ないので，幅広い患者さんに使用することができます．在宅の患者さんのせん妄にも効果が期待できます．

また，眠くならない範囲の少量の投与が，他の薬で落ち着かない日中の不穏に効果がみられることがあります(もともとトラゾドンは 1 日 3 回内服の薬です)．また，低活動性せん妄にも試みられることがあります．

処方例

▶トラゾドン　12.5～25 mg　夕食後
▶夜間不眠時　同量追加．1時間おきに，計100 mgまで可

もっとくわしく

トラゾドンはけしてエビデンスが高くはありませんが，せん妄に対する効果も報告されています[2]．不眠への効果の報告もあります[3]．数％程度に抗コリン作用・α作用での排尿障害・ふらつきがでることがありますが，重度になることはまれで，慣れてしまうことが多いです．

最近まで，トラゾドンをせん妄や不眠に使うことはあまり一般的ではありませんでしたが，中・上級者では，糖尿病かどうか，腎障害があるかないかによって，第1選択薬を変更します．精神科のエキスパートによるアンケートで，第1選択（および代替薬）に挙げられているのが，クエチアピン，リスペリドン，ペロスピロンになります[4]．

これらを第1選択として使用するには専門的な判断や追加薬の知識が必要となります．一般的な不眠に使用するのを積極的に推奨することはできませんが，他の選択肢より十分に安全性が保たれている点で，入院の夜間のせん妄・不眠に有効と考えられます．

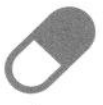

眠くなる薬▶ミアンセリン

代表的な商品名：テトラミド®（10 mg 錠，30 mg 錠）

ポイント ❶不眠にも，せん妄にも使える
❷しっかりとした催眠作用あり
❸やや作用時間が長いのが欠点

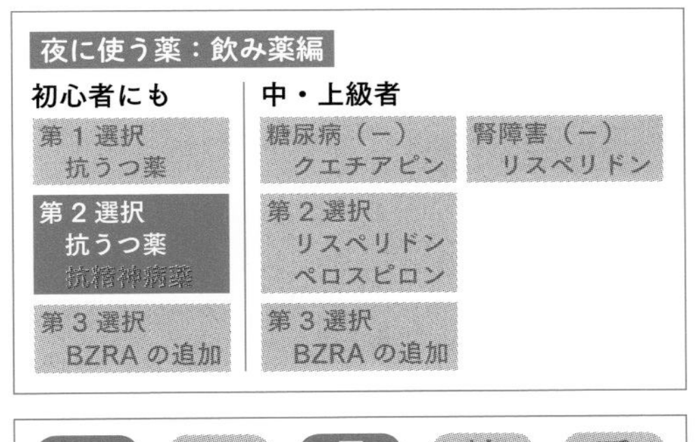

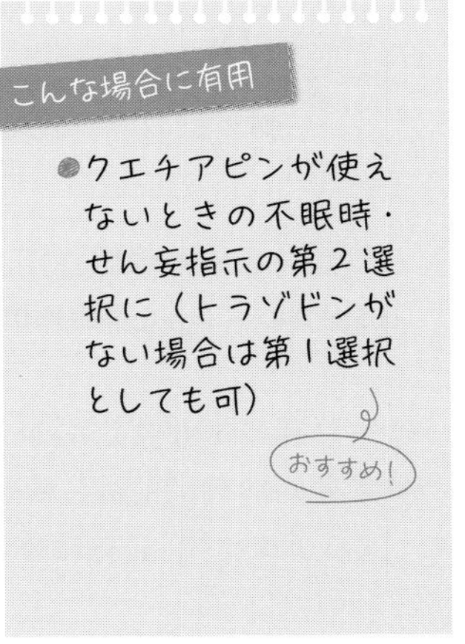

こんな場合に有用
クエチアピンが使えないときの不眠時・せん妄指示の第 2 選択に（トラゾドンがない場合は第 1 選択としても可）
おすすめ！

ミアンセリンはどんな薬？

トラゾドンと同じく抗うつ薬で，錐体外路症状のリスクがありません．古くからあり，四環系と呼ばれる抗うつ薬ですが，改良型の抗うつ薬であるミルタザピン（リフレックス®）とともにノルアドレナリン作動性・特異的セロトニン作動性抗うつ薬（NaSSA）に分類されることもあります．

①不眠にも，せん妄にも使える

〈$5HT_{2A, 2C}$〉により，せん妄への効果＋催眠作用があり，十分に強い〈H_1〉もあります．〈D_2〉がないことから錐体外路症状のリスクもなく，トラゾドンと同じくせん妄だけでなく単なる不眠にも使用することができます．

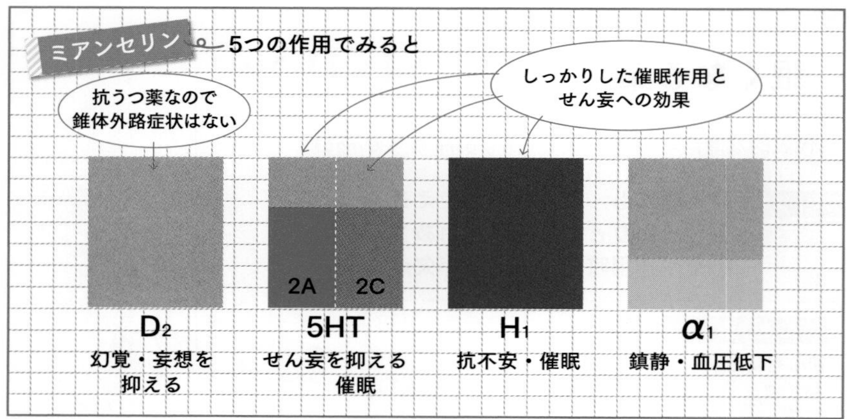

②しっかりとした催眠作用あり

〈H_1〉が強い＝十分な催眠作用があり，トラゾドンで効果が乏しい場合などにも使えます．

③やや作用時間が長いのが欠点

半減期が 18 時間前後と長く，日中に持ち越してしまう場合があります．遷延してしまうようなら，他剤に変更する必要があります．

こんな場合に有用

遷延リスクを考えると，第 1 選択というよりは第 2 選択の薬剤です．クエチアピンが糖尿病で使用できない患者さんに適しています．高齢者の不眠に第 1 選択的に処方する心療内科の医師もいますので，トラゾドンがない場合に，少量から第 1 選択的な使用もあり得るでしょう．

処方例

▶ミアンセリン　5 ～ 10 mg　夕食後
▶夜間不眠時　同量追加．1 時間おきに，計 30 mg まで可

もっとくわしく

トラゾドンと同じく，せん妄に対する効果も小規模な研究で報告されています[5]．改良型のミルタザピンは作用時間が8時間前後で有利ですが，ミアンセリンより催眠作用が強いことが多く，入院患者さんでは効きすぎる場合も少なくありません．抗うつ薬としての開始量が30 mgのため，本書では副作用の観点から30 mgを上限としています．

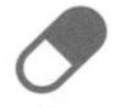

眠くなる薬▶クエチアピン

代表的な商品名：セロクエル®（25 mg 錠，100 mg 錠．ジェネリック医薬品には 12.5 mg 錠も）

ポイント ❶しっかり眠る，幻覚も抑える
❷作用時間も，夜の睡眠目的に最適
❸糖尿病で禁忌．第 2 選択で使うほうが安全

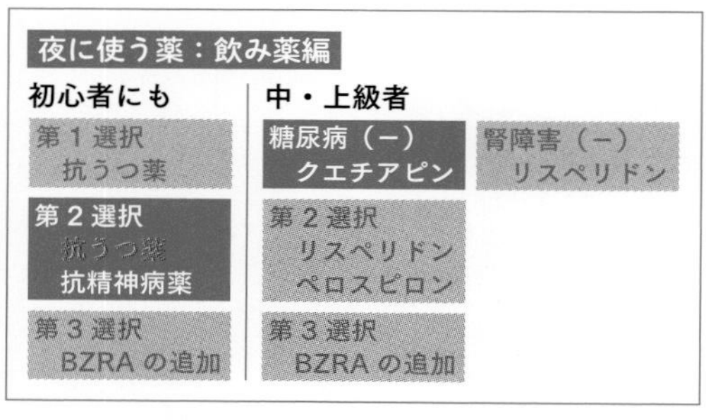

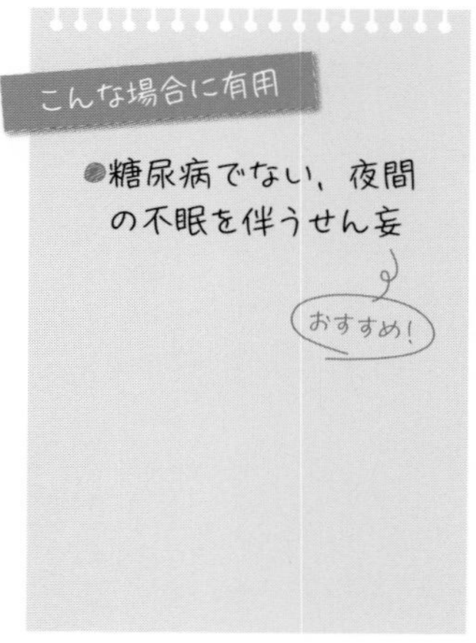

こんな場合に有用
●糖尿病でない，夜間の不眠を伴うせん妄
おすすめ！

クエチアピンはどんな薬？

クエチアピンは代表的な非定型抗精神病薬の 1 つです．催眠作用が強めで，興奮がちな患者さんに用いられます．〈D_2〉が弱く，副作用が少なめな点が好まれ，せん妄の第 1 選択薬に挙げられることも多い薬です．

①しっかり眠る，幻覚も抑える

〈$5HT_{2C}$〉，〈H_1〉が強く，しっかりと入眠することが期待できます．ほどよい〈D_2〉があり，幻覚・妄想も抑えてくれる作用があります．

②作用時間も，夜の睡眠目的に最適

おおよそ 8 時間の作用時間は，「睡眠薬」の代わりに使うことにも適しています．肝代謝であり，肝機能が低下している場合にはやや遷延する可能性があります．

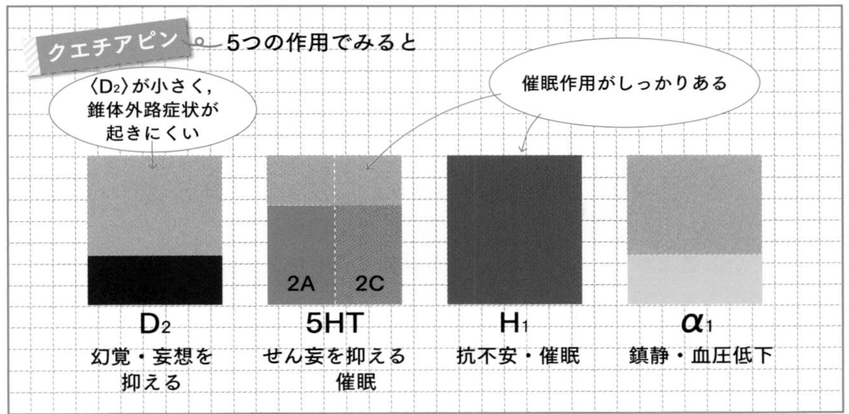

③糖尿病で禁忌．第２選択で使うほうが安全

こんなにせん妄に有用そうなクエチアピンですが，高齢者で有病率の高い糖尿病で禁忌という欠点があります．「まずはクエチアピン」ではなく他の薬でダメな場合など，第２選択とするのほうが安全かもしれません．

こんな場合に有用

糖尿病ではないことが確認されている，夜の不眠患者さん・夜のせん妄患者さんに使用するのがよいでしょう．純粋な不眠症に積極的に使うのは必ずしも適していませんが，入院・高齢者の不眠はほぼせん妄と同じ対応をしたほうが無難です．

ただ，内服薬しかないため，飲めない・飲んでくれない場合の選択肢を考える必要があります（→クロルプロマジン，p.97）．

処方例

▶クエチアピン　12.5 〜 25 mg　夕食後
▶夜間不眠時　同量追加．1 時間おきに，計 100 mg まで可

もっとくわしく

専門家の意見では第１選択として挙げられることがあるクエチアピンですが[4]，一般病棟で慣れない医療スタッフが使うとなると，糖尿病での禁忌がやはり問題になります．第１選択にすると電子カルテの定型指示に入ってしまうことが多く，糖尿病の患者さんに意図せずに投与されてしまう恐れがあります．そのため，本書では第１選択ではなく，糖尿病ではないことがはっきりしている患者さんに限って指示を書き換えてもらえるよう，第２選択を推奨しています（海外では糖尿病が禁忌ではない国もあるため，医師の責任において使用されることがあります．）

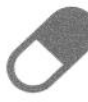

あまり眠くならない▶リスペリドン

代表的な商品名：リスパダール® 錠・内用液
（1 mg/1 mL．ジェネリック医薬品には 0.5 mg/0.5 mL も）

ポイント ❶夜眠るほどの催眠作用は期待できない
❷やや作用時間が長く，日中もぼんやりしがち
❸液剤は無味無臭で投与しやすい

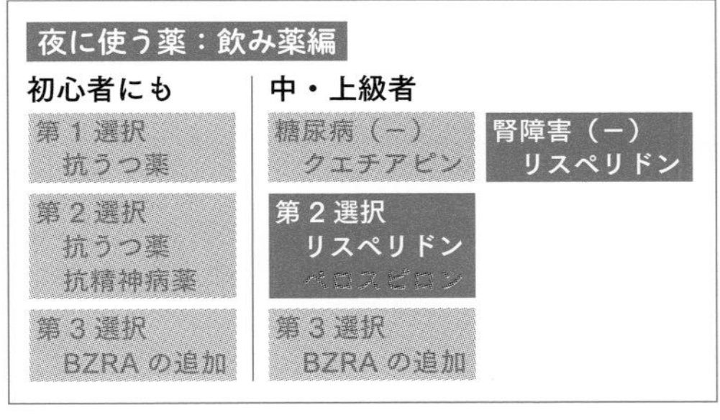

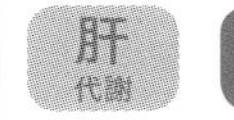

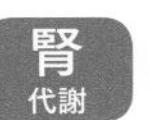

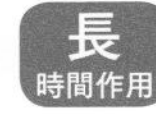

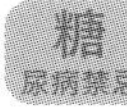

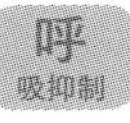

1 日 2 ～ 3 回とされるが 1 回でも十分なことも（20 時間前後の効果）

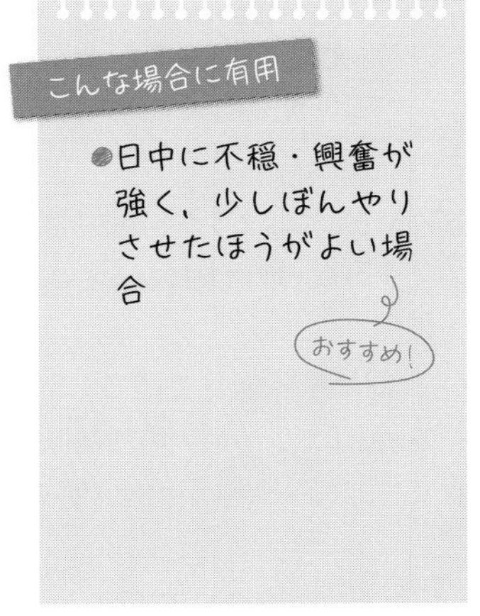

こんな場合に有用
●日中に不穏・興奮が強く，少しぼんやりさせたほうがよい場合
おすすめ！

リスペリドンはどんな薬？

中・上級者向けで第 1 選択の 1 つのリスペリドンは比較的古くからある非定型抗精神病薬です．液剤もあり飲ませやすいことから，せん妄対策でもよく使用されますが，本来は夜に使う薬ではありません．

①夜眠るほどの催眠作用は期待できない

ハロペリドールと同様に，夜間の不眠・不穏時指示として使用しても入眠は得られにくいので，リスペリドンも「効かない＝寝ない」となりがちの薬剤です．〈$5HT_{2C}$〉，〈H_1〉はありますが弱く，〈D_2〉は強いために眠るほどは量を増やせないのです．

②やや作用時間が長く，日中もぼんやりしがち

半減期が 6 ～ 14 時間程度と比較的長く，とくに体調が低下している場合には日中も

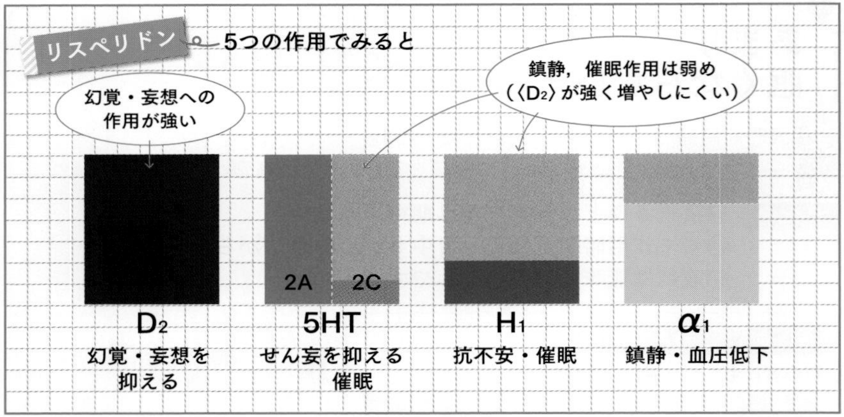

ぼんやりしてしまうことがあります．せん妄は意識障害で，昼夜リズムを整えることが基本ですから，逆効果になってしまう場合があります．

③液剤は無味無臭で投与しやすい

リスペリドンの最大の特徴は剤型です．少量の液剤があり，水などに入れてもわかりにくく，飲ませやすいのはメリットです．

こんな場合に有用

やや場面を選びますが，興奮が強く，ぼんやりしてもらったほうが医療安全が保てるような場合にはとても有用です．一般的には不眠時としては力不足ですが，脳疾患や個人差などで〈H_1〉がよく効く場合には，比較的しっかり入眠が得られることもあります．

点滴もなかなかさせてもらえないような難渋するときに，無味無臭の液剤があることは，とりあえず少量の水に溶かしてそばに置いておくという使いかたもあります．

処方例

▶日中興奮が強いとき　リスペリドン内用液　0.5 mL　内服
▶場合によっては
夕食後（眠前）　リスペリドン内用液　0.5 mL
不眠時　リスペリドン内用液　0.5 mL 追加
（夜間の頓用使用は日中遷延リスクに注意！）

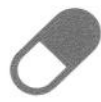

眠くなる薬 ▶ペロスピロン

代表的な商品名：ルーラン®（4 mg 錠，8 mg 錠，16 mg 錠）

ポイント ❶多くの専門家が第 2 選択的に推奨
❷おだやかな催眠作用があり，副作用が少ない
❸抗不安作用や認知機能へのよい影響

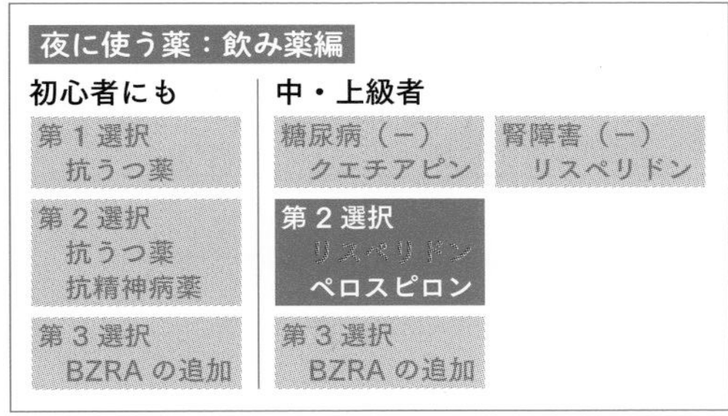

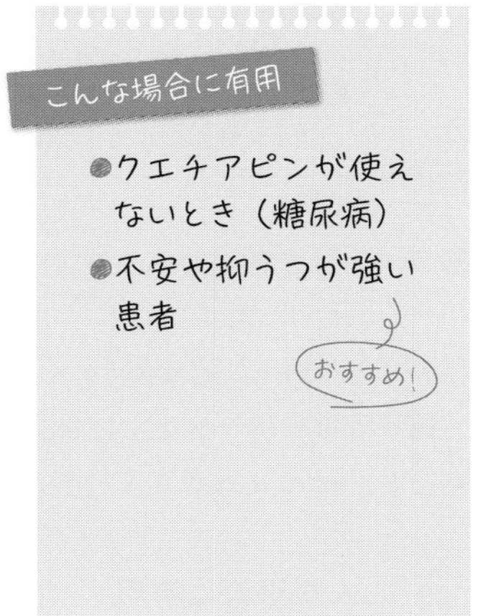

ペロスピロンはどんな薬？

作用がおだやかで効果が弱めですが，第 2 選択あたりに挙げられることが多い薬です．作用がおだやかなので，高齢者などにも適しており，入院の不眠時指示の代用として使用されることもあります．

①多くの専門家がクエチアピン，リスペリドンの次に挙げている

せん妄の専門家へのアンケートで，第 2 選択としてリスペリドン，クエチアピンの次に挙げられることが多い薬です[6]．第 2 選択としてより強めの作用があるわけではありません．

②おだやかな催眠作用があり，副作用が少ない

〈H_1〉，〈$5HT_{2C}$〉がほどよくあり，また抗精神病薬としての副作用が少なめで，高

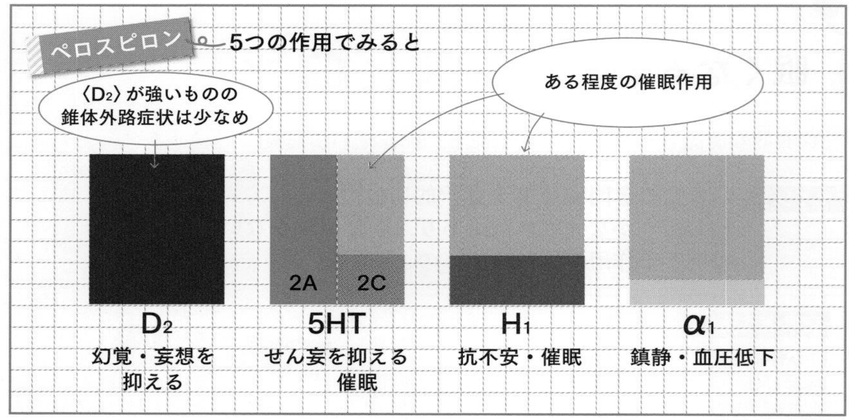

齢者・入院患者さんへの催眠効果を期待して使用されることがあります.

③抗不安作用や認知機能へのよい影響

抗不安薬をベースとして開発されており，不安に対する効果や認知機能改善効果があり，せん妄患者さんにも適している場合があります.

こんな場合に有用

糖尿病でクエチアピンが使えないときの，夜間せん妄に適しています．また，おだやかな作用は高齢者では第１選択として使用するのがよい場合もあります.

不安・抑うつが目立つせん妄患者さんでは，より有効な可能性があります.

処方例

▶ペロスピロン　4 mg　夕食後
▶夜間不眠時　4 mg 追加　計 12 mg/ 日まで

もっとくわしく

ペロスピロンは代謝物の作用が強く，効果の主体となっていますが，この代謝物の〈D_2〉が弱いため，錐体外路症状は比較的弱めの薬剤です．この薬剤は第1選択としても使用できるポテンシャルをもっており，採用されている病院ではクエチアピンを第1選択にするより安全な可能性もあります．実際，トラゾドンではなくペロスピロンを不眠時の第1選択のフローチャートに位置づけている病院もあります．糖尿病で禁忌ではありませんが，慎重投与にはなっているので注意は必要です．

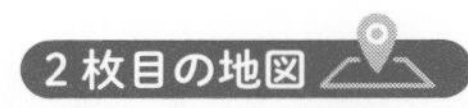

夜間のせん妄（不眠時）・飲めないとき

地図その❷ 夜に使う注射薬

初心者にもやさしい選択	中・上級者の選択	（ICU）
第1選択 ハロペリドール ＋ 抗ヒスタミン薬	第1選択 ハロペリドール＋BZRA	第1選択 デクスメデトミジン
第2選択 クロルプロマジン		
第3選択 BZRAの追加		

飲めないとき夜間に使う薬＝注射薬についてみていきます．

内服困難な場合には，選択肢は限られています．飲み薬と違って，初心者向けでも，抗精神病薬であるハロペリドールが基本となりますが，2章でみてきたとおり，催眠作用がありませんので，催眠作用のある薬を併用することになります．

催眠作用のある薬については，呼吸抑制の恐れがなくしっかり使えるという観点から，初心者向けにはハロペリドール＋抗ヒスタミン薬，あるいはクロルプロマジン単独といった選択になります．中・上級者向けには，ハロペリドール＋ BZRA，ICU 領域ではデクスメデトミジンが使用されます．

おおよその流れをイメージしてもらったところで，これらの薬を1つずつみていきましょう．

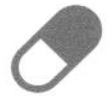

ハロペリドール

代表的な商品名：セレネース®，ハロペリドール®　（2 mg 錠，注射 1A：5 mg/1 mL）

ポイント
❶ハロペリドールでは眠くならない！
❷ハロペリドール注の上限は 0.3 mL=1.5 mg
❸眠くならずに，幻覚・妄想を軽減する薬

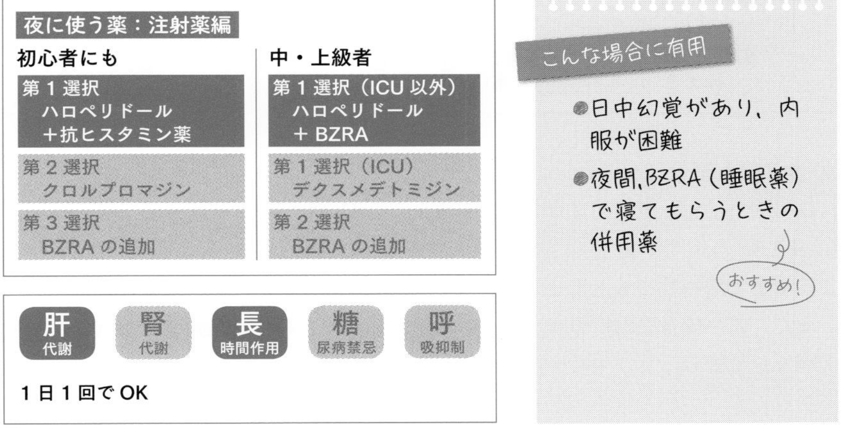

夜に使う薬：注射薬編
初心者にも
第 1 選択　ハロペリドール　＋抗ヒスタミン薬
第 2 選択　クロルプロマジン
第 3 選択　BZRA の追加
中・上級者
第 1 選択（ICU 以外）　ハロペリドール　＋ BZRA
第 1 選択（ICU）　デクスメデトミジン
第 2 選択　BZRA の追加
肝 代謝
腎 代謝
長 時間作用
糖 尿病禁忌
呼 吸抑制
1 日 1 回で OK
こんな場合に有用
日中幻覚があり，内服が困難
夜間，BZRA（睡眠薬）で寝てもらうときの併用薬
おすすめ！

ハロペリドールはどんな薬？

ハロペリドールは，初期に開発された抗精神病薬です．クロルプロマジン（→p.97）より眠気など副作用が少なく，作用が強力なために抗精神病薬の主流となりました．近年は改良された非定型抗精神病薬が多数販売されていますが，注射薬ではまだまだスタンダードで使用されています．

①ハロペリドールでは眠くならない！

ごく弱い催眠作用しかもたないハロペリドールは，適量投与では眠くならないため，不眠時指示としての効果は期待できません（もし寝てしまった場合，使用量が多すぎる恐れがあります）．健康人に投与しても，入眠までの時間・睡眠時間などが改善しないことがわかっています[7]．

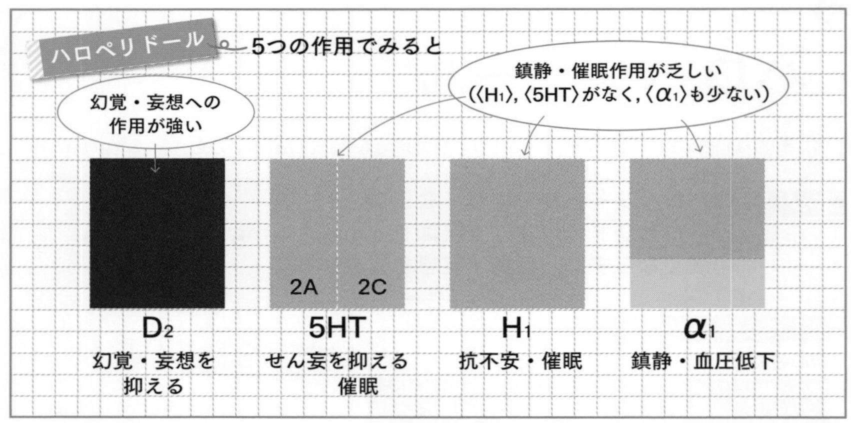

②適切な上限量は 0.3 mL ！

〈D_2〉が強いため, 至適用量はこれまで考えられていたよりずっと低く, 0.2 〜 0.3mL (1 〜 1.5mg)程度です[8]. よく本に書いてある注射の 1A ＝ 1mL は明らかに過量で, この量まで増やしても上乗せ効果が得られず, 錐体外路症状が増えるだけです[9].

また, 若い統合失調症患者さんへの用量が基本ですので, 高齢者や病気での肝機能低下を考慮し, より少ない用量も検討します.

③眠くならずに, 幻覚・妄想を軽減する薬

ハロペリドールは, 日中の幻覚・妄想で, 内服困難時に使用するのが 1 つの使いかたです. せん妄にハロペリドールを使っても効かない, というイメージの大部分は,「寝てくれない」ことが原因で, 求める効果が食い違ってしまっているのです.

この後にでてくる内服困難時の催眠作用のある薬剤（プロメタジン [→ p.94] やヒドロキシジンや BZRA）を使用する際に, せん妄を軽減する目的で先行投与・併用するのにも適しています.

処方例

- ハロペリドール 0.2 ～ 0.3 mL ＋プロメタジン＋ 5% ブドウ糖 50 mL（生理食塩水 50 mL） 30 分で点滴
- ハロペリドール 0.2 ～ 0.3 mL ＋ 5%ブドウ糖 50 mL　点滴後
ミダゾラム 1 mL（1 A）＋生理食塩水 100 mL　急速滴下（寝るまで，寝たら中止）

もっとくわしく

ハロペリドール＋ BZRA はせん妄対策としてはスタンダードといえる組み合わせです．基本でみたとおり眠くなる薬は眠るまで投与しないと逆効果ですが，BZRA を眠るまで十分投与することは病棟などで呼吸抑制が怖い，と避けられがちです．また，注射の BZRA はミダゾラムで，投与するのは怖い，安全上困る，という現場の声が多いと思います．BZRA がスタンダードであることは現場の実情にあっていないので，ここではプロメタジンを 1 つの選択肢として提示しています．

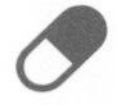

眠くなる薬▶ヒドロキシジン

代表的な商品名：アタラックス®–P（50 mg/1 mL 注，など）

ポイント ❶鎮静作用はおだやか
❷抗ヒスタミン作用＝呼吸抑制がない
❸夜間有効なのは超高齢者などに限られる

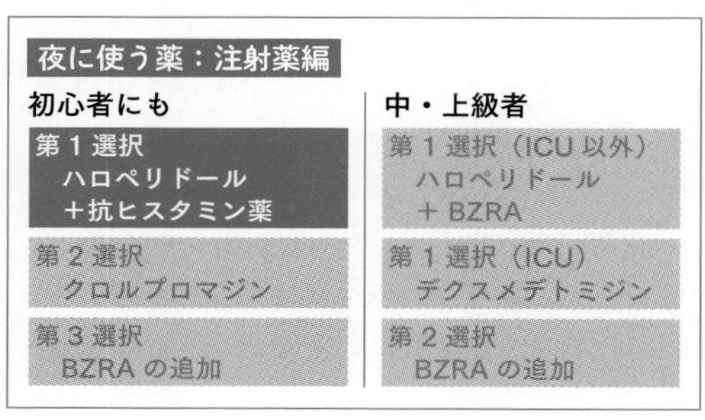

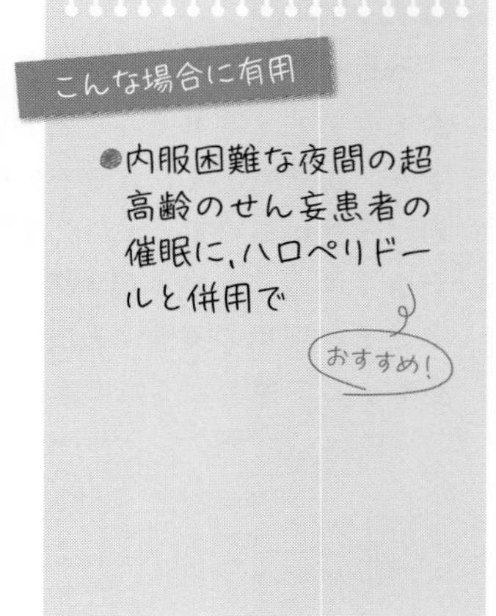

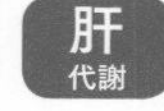

腎 代謝　長 時間作用　糖 尿病禁忌　呼 吸抑制

ヒドロキシジンはどんな薬？

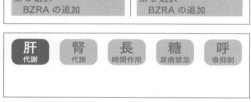

ヒドロキシジンは古典的な抗アレルギー薬として有名です．眠気を催すことから，処置前などの前投薬，不眠不穏時などに全国的に広く指示がだされている薬剤です．

①鎮静作用はおだやか

全国的に広まっている指示ですが，使う側の看護師さんからは「アタラックス®–P」では落ち着いてくれない，寝てくれない，というイメージでしょう．催眠作用はおだやかで，十分な入眠・鎮静は期待できません（アレルギーの薬としては寝てしまうのは困りものです）．

②抗ヒスタミン作用＝呼吸抑制がない

それでも全国的に広まっているのは，いわゆる睡眠薬の BZRA は呼吸抑制の副

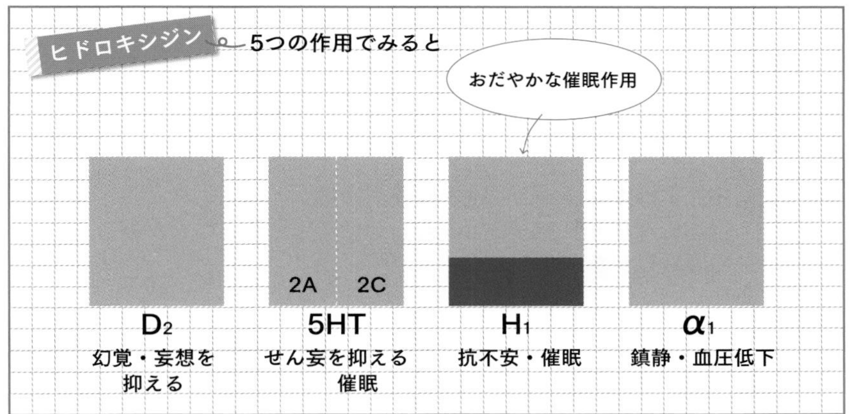

作用があるのに対し，抗ヒスタミン薬にはそれがないために，さまざまな状況で使いやすいからです．抗ヒスタミン作用が強い薬は他にもありますので，次ページも参考にしてください．

③夜間有効なのは超高齢者などに限られる

実際にヒドロキシジンで寝てくれるのは95歳以上などの超高齢者，全身状態がかなりわるい患者さん，などです．

こんな場合に有用

内服困難な夜間せん妄患者さんで，次に紹介するプロメタジンでは効果が高すぎるような超高齢者や，全身状態のわるい患者さん，あるいは頭蓋内疾患（抗ヒスタミン薬が効きやすいことがある）の患者さんなどに有用でしょう．せん妄において，内服で使用する場面はないと思われます．

処方例

▶不眠時
ヒドロキシジン 0.5 mL ＋ハロペリドール 0.3 mL ＋ 5%ブドウ糖 50 mL
30 分で点滴

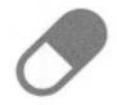

眠くなる薬▶プロメタジン

代表的な商品名：ヒベルナ®（25 mg/1 mL 注，など）

ポイント ❶ヒドロキシジンより確実な催眠作用
❷ハロペリドールとの組み合わせで使用されることがある
❸遷延しがちなのが欠点

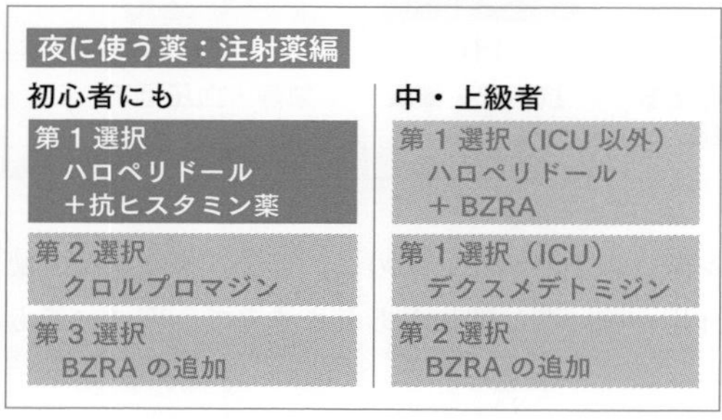

肝
代謝
腎
代謝
長
時間作用
糖
尿病禁忌
呼
吸抑制
遷延しがちなのが欠点

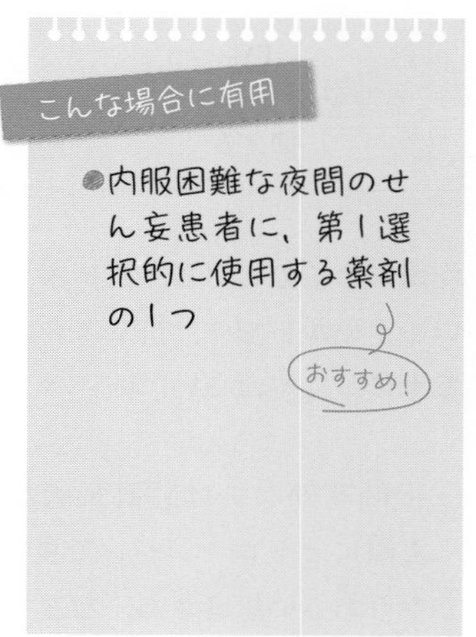

プロメタジンはどんな薬？

プロメタジンは，初期に開発された強い抗ヒスタミン作用をもつ薬です．少し前まで販売されていたベゲタミン®は，プロメタジンとクロルプロマジン，フェノバルビタールが配合され，“最強の睡眠薬”としてしられていました．

①ヒドロキシジンより確実な催眠作用

入眠することが少ないヒドロキシジンにくらべ，「人工冬眠」といった適応があるくらい，確実な催眠作用があります．

②ハロペリドールとの組み合わせで使用されることがある

ヒドロキシジンと同じく，単独使用ではせん妄を悪化させる恐れがありますので，ハロペリドールと併用することで，精神疾患においても有用な鎮静作用が得られます[10]．

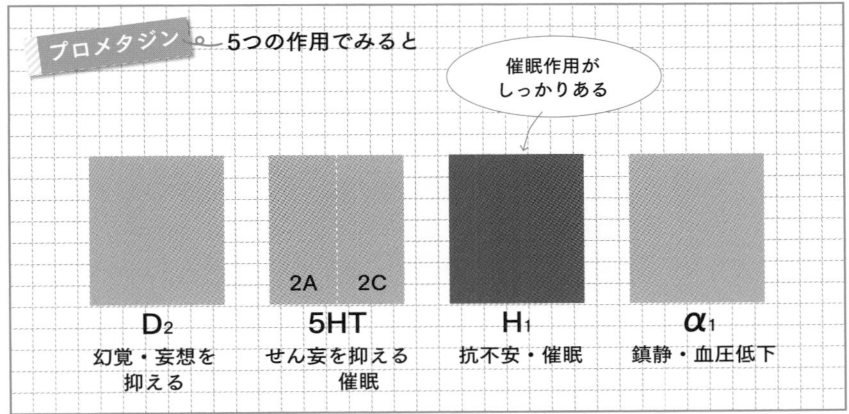

③遷延しがちなのが欠点

作用時間が10時間ほどあり，肝代謝のために高齢入院患者さんでは遷延する場合があります．

こんな場合に有用

内服困難な夜間せん妄患者さんに，第1選択的に使用できます．催眠作用はあるといっても比較的おだやかで，緩和ケア病棟で不眠の第1選択として使用している施設もあります．

処方例

▶不眠時（あるいは夕食後）

1) プロメタジン 0.3 mL ＋ ハロペリドール 0.3 mL ＋ 5%ブドウ糖 50 mL　30分で点滴
2) プロメタジン 0.3 mL ＋ 5%ブドウ糖 50 mL　1時間あけて，2回まで追加可

もっとくわしく

プロメタジンは強い鎮静作用により精神病を改善させる目的で開発されました（その当時は抗精神病薬が確立されておらず，寝かせるとある程度おだやかになるために「人工冬眠」と呼ばれていました）．

精神科領域でも軽度の興奮に対して本書の組み合わせが使用されますが，「軽度」はあくまで若年統合失調症を念頭におかれており，体の弱った入院高齢患者さんでは強すぎない作用はむしろ適当な作用となり得ます．95 歳を超えるような超高齢者は，ヒドロキシジンのほうが好ましいかもしれません（ヒドロキシジン→ p.92）．プロメタジンをどこまで使ってよいかについては，確実な文献はありません．100 ～ 200 mg 程度使用したという報告がありますが，背景は不明です．そのため，1 ～ 2 A（25 ～ 50 mg）がよいと思われます．遷延や高齢者に使用することを考えると 0.3 A × 3 回程度＝ 1 A が現実的だと思われます．

眠くなる薬▶クロルプロマジン

代表的な商品名：コントミン®（筋注 10 mg/2 mL, 25 mg/5 mL），ウインタミン®（10% 細粒）

ポイント ❶クエチアピンと類似した注射薬
❷しっかりとした催眠作用・幻覚・妄想への効果
❸肝障害でも遷延しにくい

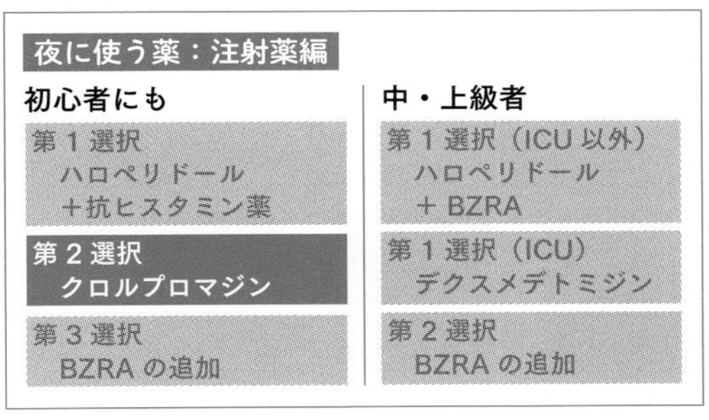

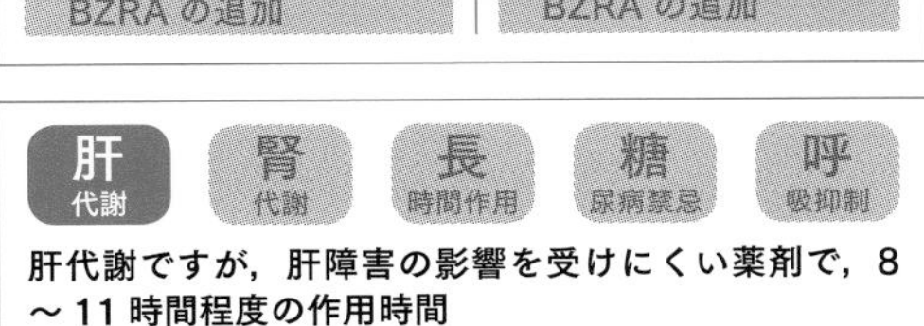

肝 代謝
腎 代謝
長 時間作用
糖 尿病禁忌
呼 吸抑制
肝代謝ですが，肝障害の影響を受けにくい薬剤で，8 ～ 11 時間程度の作用時間

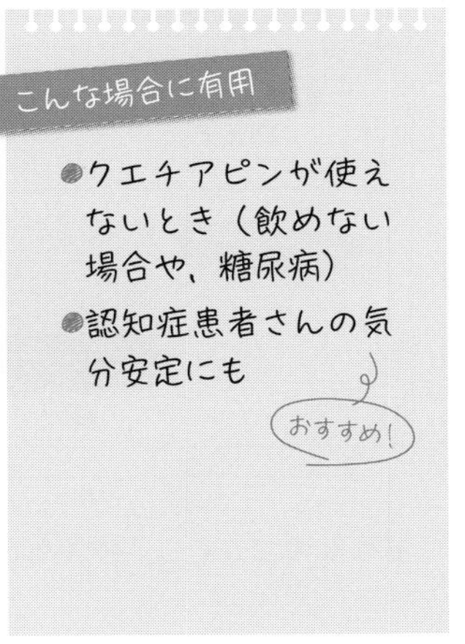

こんな場合に有用
クエチアピンが使えないとき（飲めない場合や，糖尿病）
認知症患者さんの気分安定にも
おすすめ！

クロルプロマジンはどんな薬？

1 番最初の抗精神病薬で，定型抗精神病薬に分類されますが，作用はクエチアピンに非常に似ており，非定型抗精神病薬的な多受容体作動薬としての性格をもちます．人工冬眠という適応症からも想像できるように，鎮静作用の強い薬剤です．

①クエチアピンと類似した注射薬

5 つの作用（次ページ）でみてわかるとおり，クエチアピンととても類似した作用ですので，内服できない・飲んでくれないときに，注射薬として代替できます．

②しっかりとした催眠作用・幻覚・妄想への効果

〈H_1〉，〈α_1〉，〈$5HT_{2C}$〉によりしっかりとした催眠作用があります．また，〈D_2〉もあるために，幻覚・妄想への作用があり，せん妄へ大きな効果を発揮します．〈D_2〉

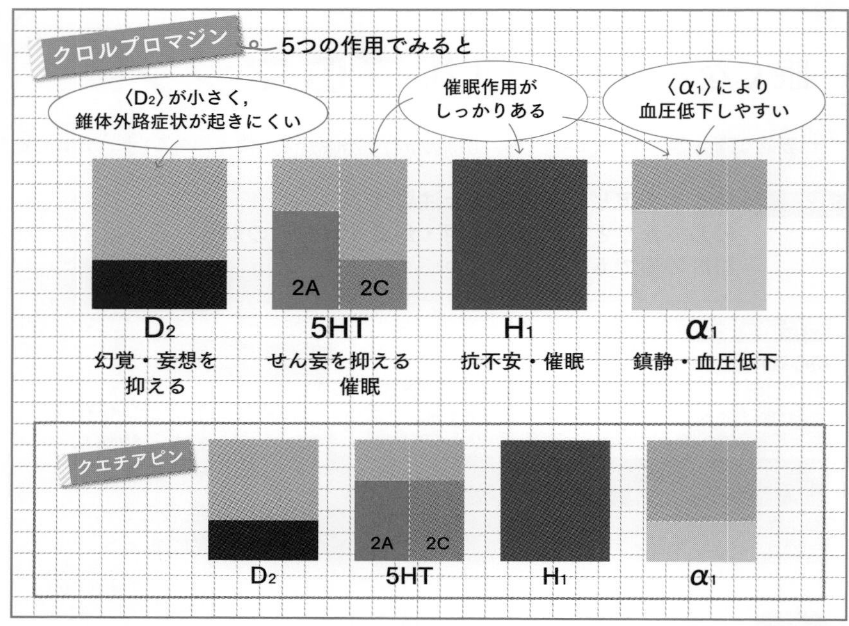

は弱めなので，しっかり追加しても錐体外路症状がでにくい薬剤です．

③肝障害でも遷延しにくい

さまざまな代謝経路をもち，代謝酵素である CYP2D6 の他にグルクロン酸抱合代謝でも排出されるため，肝障害でも遷延しにくい薬剤です．

こんな場合に有用

せん妄で推奨されるクエチアピンは糖尿病患者さんに禁忌で注射薬がありませんが，クロルプロマジンで代用することは可能です．肝障害の患者さんにも使いやすいですが，やや血圧低下作用が強い薬です．認知症の BPSD のコントロールとして，ごく少量のクロルプロマジンを内服させることがあり，認知症患者さんのせん妄では昼間の興奮にも夜の不眠にも一剤で対応できることになります．注射で使用すると 1 ～ 2 時間，10 ～ 20 mmHg 程度低下することも多く，血圧 90 mmHg 未満では使用しにくいでしょう．また ICU で使用される**デクスメデトミジン（プレセデックス®）は血圧低下作用が重なりますので，併用は避けたほうがよいでしょう．**

処方例

▶夜間不眠時　コントミン®注 2 ～ 2.5 mL（10 ～ 12.5 mg）＋ 5% ブドウ糖 50 mL
30 分で点滴．1 時間あけて，同量追加可，1 日 50 mg まで

▶（認知症の昼間の興奮にも）日中興奮時
ウインタミン®細粒 5 mg　内服　効果がでるまで追加可
内服困難な場合　コントミン® 0.4 mL（2 mg）を筋注・上述に準じて点滴静注

もっとくわしく

クロルプロマジンは鎮静薬として開発され，幻覚・妄想への効果があることが判明して，はじめての抗精神病薬となりました．〈D_2〉は比較的弱めのため，十分な精神病への効果は内服 200 mg（注射 67 mg）程度使用しないと発揮しにくく，鎮静作用が強いために，鎮静作用のないハロペリドールが主流となっていきました．逆にいえば，錐体外路症状がでにくい用量で，十分な鎮静作用が期待できます．コントミン®は筋注適用ですが，以前販売されていたウインタミン®注は静注適用をもっていたこと，コントミン®注には保存料などの問題がないことから，点滴静注での使用に問題はないと考えられます．

BPSD：周辺症状．記憶や判断の低下のような主な症状ではなく，興奮，徘徊，不眠，幻覚，抑うつといった，環境，行動面などの症状．

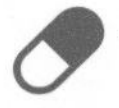

眠くなる薬▶デクスメデトミジン

代表的な商品名：プレセデックス®（200 μg /2 mL）

ポイント ❶ ICU でのせん妄の第 1 選択
❷副作用が少なく，調節もしやすい
❸血圧低下に注意

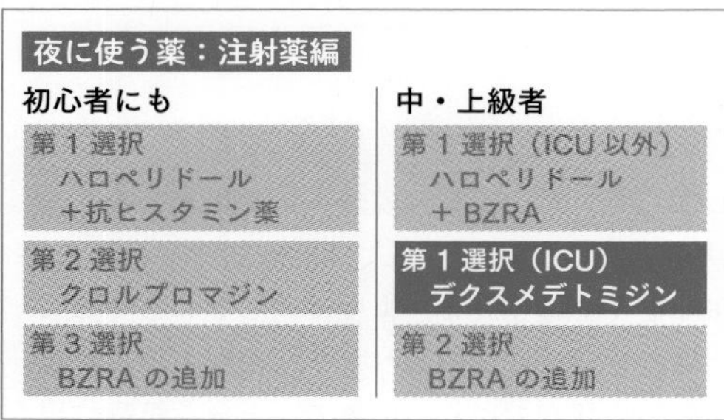

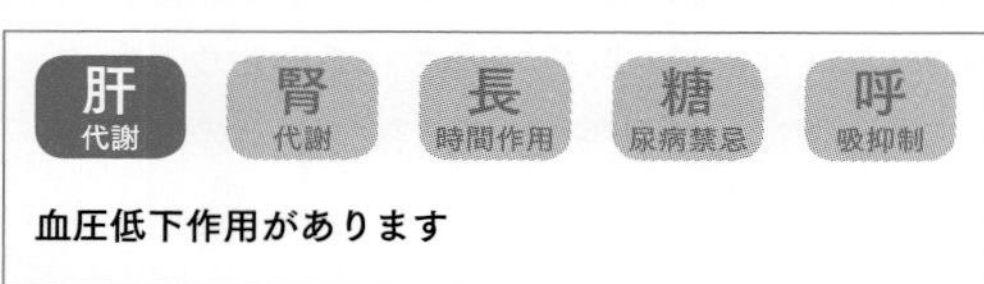

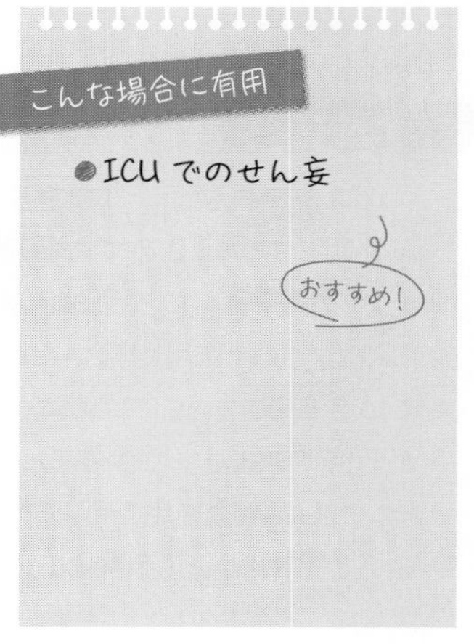

デクスメデトミジン（DEX）はどんな薬？

α_2 作動薬で，ICU や手術処置時の鎮静に適応があります．鎮痛作用もあるとされ，持続静注で使用されます．使い勝手はよいのですが，高価（1 バイアル数千円）なのが最大の欠点です．

① ICU でのせん妄の第 1 選択

「成人 ICU 患者に対する鎮痛・鎮静・せん妄管理ガイドライン改訂版」（PADIS ガイドライン）において，せん妄に対してもハロペリドールより優位であるとされます．

②副作用が少なく，調節もしやすい

ハロペリドールの錐体外路症状（誤嚥）や不整脈の副作用がなく，また呼吸抑制作用もないために増量しやすい薬です．用量調整は持続静注の速度を変えることで，

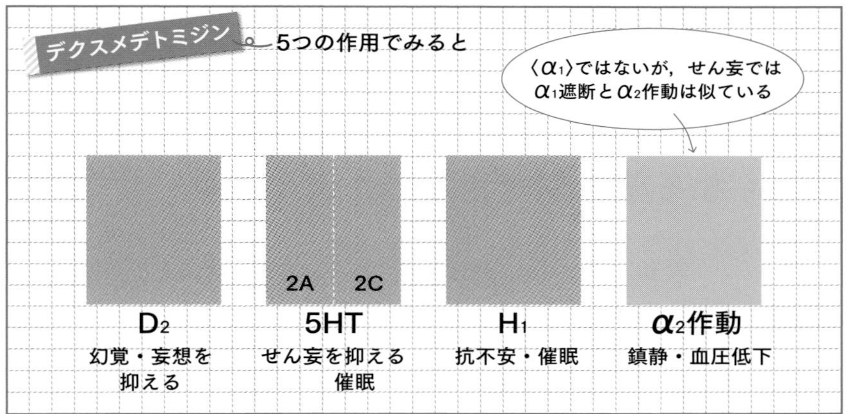

自在に鎮静の深さを調節できるすぐれものです．

③血圧低下に注意

呼吸抑制作用はありませんが，せん妄の〈α_1〉と同じく血圧低下作用があり，注意が必要ですが，ICUでは血圧連続モニターをしますので，大きなトラブルにはなりにくいです．クロルプロマジンと併用すると血圧低下が強くでやすいので避けたほうがよいでしょう．

こんな場合に有用

ICUでのせん妄患者さん，とくに血圧が一定以上維持されていたり，呼吸の問題によりBZRAが使用しにくい患者さんにはとても適しています．一方，鎮静作用がものすごく強い薬，というわけではありません（ICUの鎮静は浅いほうがよいとされているので欠点とはいいにくいですが）．

処方例

▶デクスメデトミジン 2mL ＋ 生理食塩水 48mL　2～3mL/時で開始
RASS 0～－2を目標に，1mL/時ずつ増減．6mL/時を上限
徐脈・血圧低下時　減量もしくは中止

その他の薬：第１選択薬・第２選択薬ではありませんが，使用される可能性のある薬剤をいくつか取りあげます．

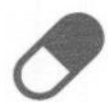

眠くなる薬▶オランザピン

代表的な商品名：ジプレキサ®（2.5 mg 錠，5 mg 錠，10 mg 錠，口腔内崩壊錠）

ポイント
❶強い催眠作用があるが，効果が長引いてしまう
❷化学療法の制吐薬としても使用されることがある
❸口腔内崩壊錠がある

こんな場合に有用

おすすめ！

- 注射ルートがない内服困難な場合
- 化学療法で使用したことがある患者のせん妄
- 日中もぼんやりしていたほうがよい場合

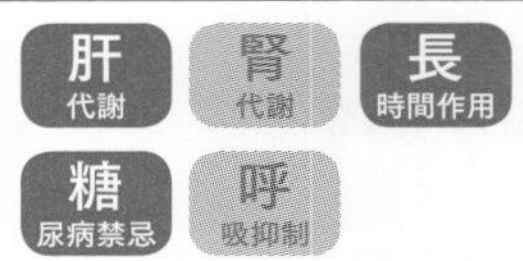

糖尿病禁忌．遷延してしまうのが欠点

オランザピンはどんな薬？

せん妄に対してよく使用される薬ではありませんが，効果としては十分もっています．一般的には，化学療法の制吐薬として使用されることのほうが多いです．

①強い催眠作用があるが，効果が長引いてしまう

せん妄への効果，強い催眠作用がありますが，1日1回の薬のために，日中に眠気が残ってしまうことがあり，せん妄治療としては使いどころがむずかしくなります．

②化学療法の制吐薬としても使用されることがある

「制吐薬適正使用ガイドライン」（日本癌治療学会）に記載されているため，抗がん剤治療などで過去に使用されていることがあります．そのときの効果も参考になるかもしれません．

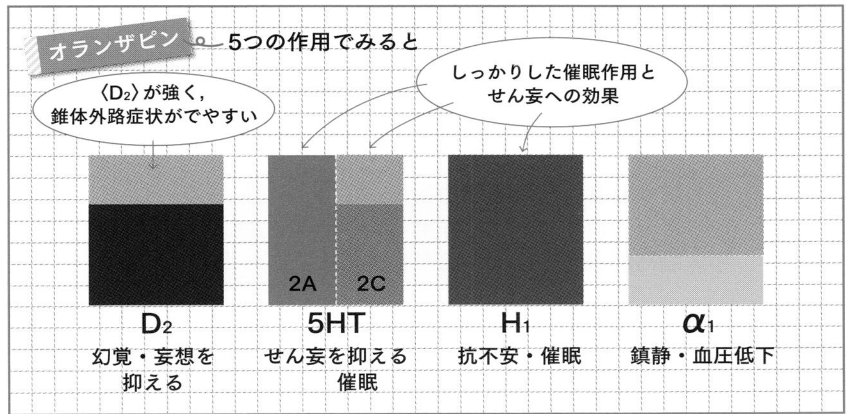

③口腔内崩壊錠がある

せん妄に対する薬では珍しく，口腔内崩壊錠があります．そのため，内服しにくい患者さんなどでも投与の幅が広がります．先発品のザイディス錠は吸湿性のため半錠調剤できませんが，ジェネリック医薬品の OD 錠は半分にできるため，用量調整がしやすくなっています．

クエチアピンと同じく糖尿病では禁忌です．

こんな場合に有用

ルートが確保困難な場合に，口腔内崩壊錠を内服してもらう方法があります．在宅などでも有用かもしれません．日中の眠気など，作用が強くでてしまう場合がありますが，化学療法の制吐目的に使用した経験などがあれば，どの程度遷延するかしないか予測しやすくなります．興奮や倦怠感が強い終末期などで，日中もぼんやりしていたほうが楽に過ごせる場合には，1 日 1 回ですむオランザピンが有用となり得ます．

処方例

▶オランザピン OD 錠　1.25 ~ 2.5 mg　夕食後

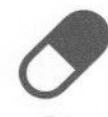

眠くなる薬▶ミルタザピン

代表的な商品名：リフレックス®，レメロン®（15 mg 錠，30 mg 錠）

ポイント ❶ミアンセリンの改良薬で効果が高い
❷抗うつ作用，食欲増進作用も期待できる
❸入院高齢患者には，作用が強すぎることも

こんな場合に有用

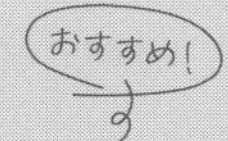

- 比較的年齢が若いせん妄患者
- 抑うつ・不安・不眠がちな患者

肝 代謝 ／ 腎 代謝 ／ 長 時間作用 ／ 糖 尿病禁忌 ／ 呼 吸抑制

作用時間は長め

ミルタザピンはどんな薬？

四環系抗うつ薬のミアンセリン（→ p.77）の構造をわずかに変化させた改良型の薬剤です．ノルアドレナリン作動性・特異的セロトニン作動性抗うつ薬（NaSSA）に分類されます．日本ではこの分類の薬剤はミルタザピンだけとなりますが，基本的には四環系に類似します．

①ミアンセリンの改良薬で効果が高い

ミルタザピンはミアンセリンの強化バージョンという位置づけで，効果が高いのが特徴です．せん妄対策では，しっかりした催眠作用・抗不安作用が，夜間のせん妄の役に立ちます．

②抗うつ作用，食欲増進作用も期待できる

高い抗うつ作用や食欲増進作用は，がんの進行期や重い病気の回復期などの患者さんで，ふさぎ込んだ気分の改善や体力回復の副次的効果（こちらが本来の作用です）があります．

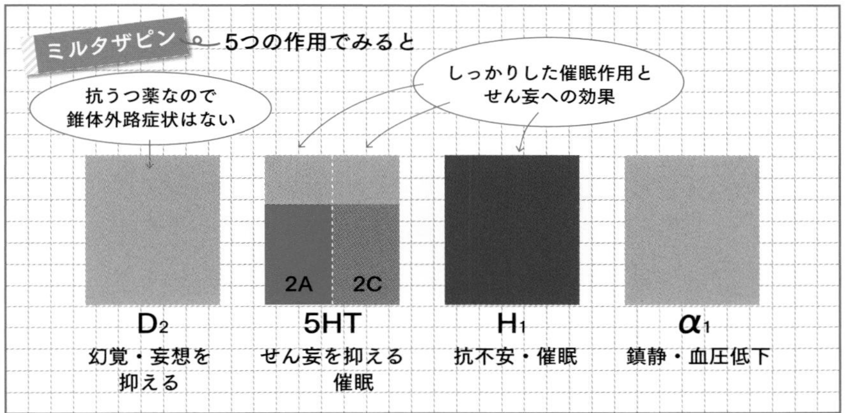

③入院高齢患者には，作用が強すぎることも

高い効果は，体調の弱った患者さんには強すぎる（眠くなりすぎる）ことがあります．15 mg 錠を 1/2（0.5 錠），あるいは 1/4（0.25 錠）にして投与することを検討します．

こんな場合に有用

50 代，60 代前半などの患者さんには，高齢者に適しているおだやかな作用では足りないことも多いですので，そのような患者さんの夜間せん妄に適しています．

また，せん妄になるような全身性の疾患を抱えている場合，うつ気分や不安を抱えても当然ですし，せん妄自体が本人を不安にさせます．そのような患者さんには，使用を検討してもよいでしょう．

処方例

- ▶ミルタザピン 15 mg 錠　3.75 mg（0.25 錠）～ 7.5 mg（0.5 錠）　夕食後
- ▶夜間不眠時　同量追加．　合計 15 mg まで

もっとくわしく

比較的速効性のある強い抗うつ作用・抗不安作用が特徴です．体重増加の副作用（食欲増進作用）は，進行した病気や回復期にはメリットとなります．緩和ケア病棟で使用すると，処方例のような0.5錠でも翌日まで遷延するような強い眠気になることがありますので，さらなる少量での使用をすることがあります．せん妄患者さんに使用する場合も，遷延するようなら他の薬剤を使用します．

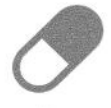

眠くなる薬▶アセナピン

代表的な商品名：シクレスト®（5 mg 錠，10 mg 錠）

ポイント ❶舌下投与が可能な抗精神病薬
❷一定の催眠・抗不安・認知機能向上作用
❸飲み込むと作用が弱くなる，量を増やしにくいのはデメリット

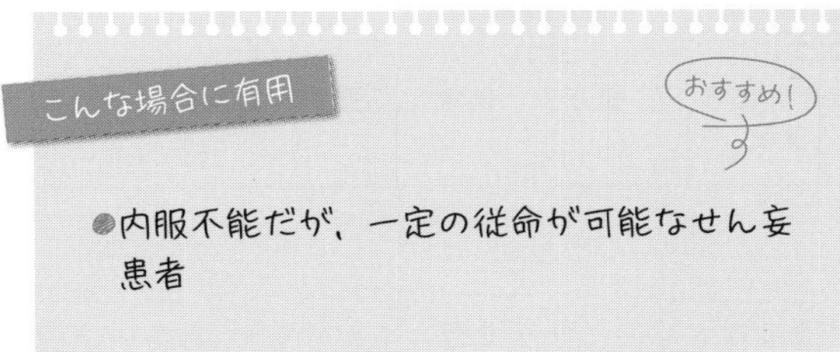

こんな場合に有用
おすすめ！
●内服不能だが、一定の従命が可能なせん妄患者

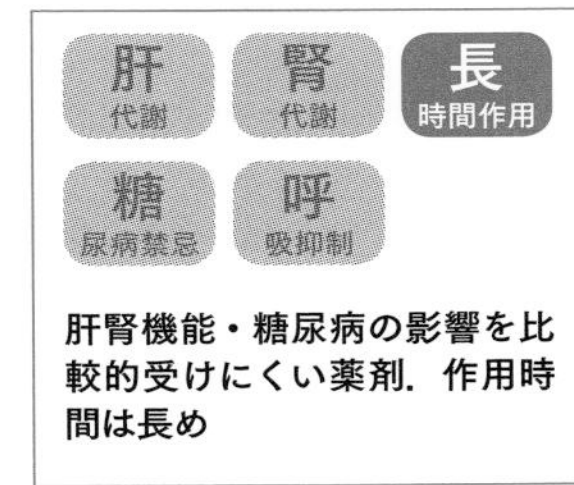

肝腎機能・糖尿病の影響を比較的受けにくい薬剤．作用時間は長め

アセナピンはどんな薬？

近年販売された抗精神病薬で，口腔内吸収錠があるのが最大の特徴です．

①舌下投与が可能な抗精神病薬

口腔粘膜から吸収される剤型で，内服できない（イレウスなど）患者さんに使用できる貴重な存在の薬剤です．

②一定の催眠・抗不安・認知機能向上作用

ある程度の催眠作用が期待できますし，抗精神病薬として不安・認知機能への作用も期待されているため，せん妄でもこれらの作用が役に立つ可能性があります．

③飲み込むと作用が弱くなる，量を増やしにくいのはデメリット

粘膜吸収されるためには数分以上口の中に錠剤を留めておかなければなりません．飲み込んでしまうと効果は低下してしまいます．また，〈D_2〉が大きめのため，夜間のせん妄に十分な量まで増量すると錐体外路症状がでやすくなってしまいます．

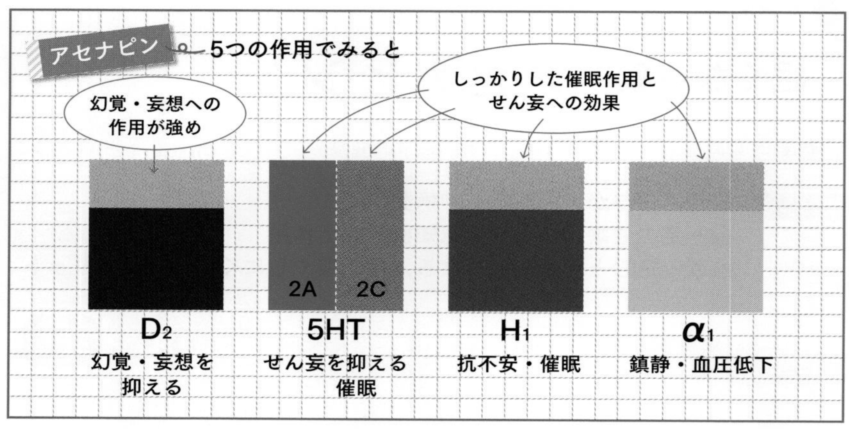

こんな場合に有用

内服不能で，軽度のせん妄（薬剤などは口に含んで留めておける），あるいは夜間のせん妄が予想されるときに20時頃の比較的早い時間に舌下投与する，といった使いかたが考えられます．比較的錐体外路症状がでやすいので，十分寝るまで増量するのは避けたほうがよいでしょう．

処方例

▶アセナピン　5 mg　夕食後

もっとくわしく

口腔粘膜に吸収される薬剤として期待されますが，せん妄・高齢患者さんではやや使いにくいかもしれません．口腔内に留めておけるのかという問題点の他に，吸湿性から半錠調剤できませんが，治験のデータからは5 mgですらドーパミン2（D_2）受容体への作用が80％を超えてしまう場合があり，入院高齢患者さんでは作用が強くでて，最小用量でも錐体外路症状（誤嚥含む）がでやすくなる恐れがあります．このため，ある程度余裕のある比較的若年患者さんに使用してみるのもよいですが，催眠作用はやや弱いかもしれません．嚥下しなくてよい，という場面に対して使用するのが適しているでしょう．

眠くなる薬 ▶“ベンゾ”のまとめ

代表的な商品名：マイスリー®，ルネスタ®，アモバン®，デパス®，レンドルミン®…など

ポイント ❶ベンゾ＋非ベンゾ＝ベンゾジアゼピン受容体作動薬（BZRA）
❷催眠作用あり，せん妄（意識障害）の原因
❸呼吸抑制への恐れから，十分な量が使用されない問題点

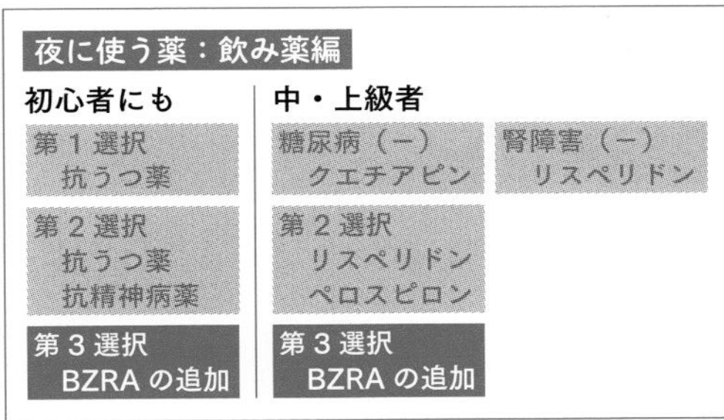

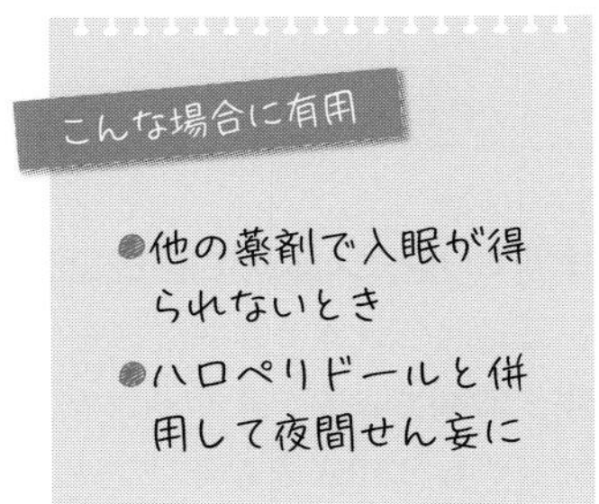

“ベンゾ” ＝ BZRA はどんな薬？

非ベンゾジアゼピン系薬は安全…?

睡眠薬，いわゆる“ベンゾ”は誤解が多い薬です．ベンゾジアゼピン系薬にはベンゾジアゼピン環という構造があり，非ベンゾジアゼピン系薬にはありません．そのため，これらはそれぞれ「違う薬」で非ベンゾは安全のようなイメージが一般の医療スタッフにはあります．

ベンゾも非ベンゾも同じ薬！

しかし，2 章でも触れたように，$GABA_A$ 受容体のベンゾジアゼピン結合部位に作用する薬剤を，一般にベンゾジアゼピン受容体作動薬（BZRA）と呼んでいます．ベンゾも非ベンゾもベンゾジアゼピン受容体に作用する薬剤であることはまったく同じです．“ベンゾ”と“非ベンゾ”はあくまで薬自体の構造上の違いであって，差がないと考えたほうが実態に近いのです．精神科の医師の中でも，ベンゾ・非ベンゾはあくまで販売戦略上のイメージのための用語だと厳しく指摘する人もいます．

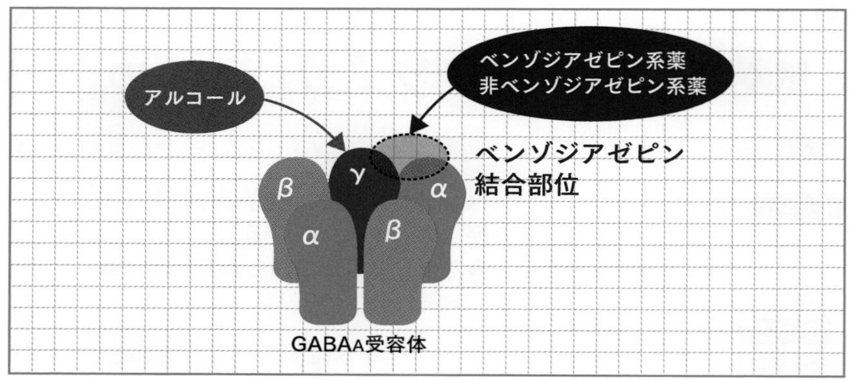

本当の非ベンゾジアゼピン系薬

最近，ラメルテオン，スボレキサントといった真の意味でベンゾジアゼピン受容体作動薬ではない“非ベンゾ”の薬剤が販売されているため，“ベンゾ”も“非ベンゾ”もBZRAとひとまとめにして，これらの薬と区別しないと，混乱のもとになりかねません．

①ベンゾ＋非ベンゾ＝ベンゾジアゼピン受容体作動薬（BZRA）

ベンゾも非ベンゾも，同じBZRAであり，基本的な作用は共通ですが，“非ベンゾ”のほうが筋弛緩作用が少ない傾向にあります．

②催眠作用あり，せん妄（意識障害）の原因

BZRAに限りませんが，催眠作用がある薬にはすべてせん妄＝意識障害を引き起こす，悪化させる恐れがあります．そのため，せん妄対策なしに単独で使用しないことが大切です．

③呼吸抑制への恐れから，十分な量が使用されない問題点

意識障害を悪化させますから，基本3（→ p.61）で述べたとおり安全が保てるまでしっかりと必要十分な鎮静をすることが重要です．しかし，とくに注射のミダゾラムなどは呼吸抑制への懸念から十分に入眠するまで追加使用されず，せん妄を悪化させるだけになりがちな問題点があります．逆にいえば，BZRAを必要十分な量使用することに慣れている医療スタッフであれば，安全に使用することができます（中・上級者向け）．

逆説のせん妄対策

定説：非ベンゾジアゼピン系薬は安全

逆説! せん妄対策の第一歩：**ベンゾも非ベンゾもせん妄に関しては同じ薬剤**

次ページから，個別の薬剤の解説を行います.

BZRA のそれぞれ

一般に使用されることの多い BZRA をみてみましょう.

●主な BZRA

分類	作用	一般名	商品名	半減期	備考
超短時間	睡眠	ゾルピデム	マイスリー®	2	頻用されるが, 依存, 異常行動の報告が多い
	睡眠	ゾピクロン	アモバン®	4	苦みが欠点
	睡眠	エスゾピクロン	ルネスタ®	5～6(9)	用量が最適化されたゾピクロンの改良型. 苦みは同様. 短時間型に分類することもある
短時間	抗不安	エチゾラム	デパス®	6	頻用されてきたが, 乱用・依存も問題に
	睡眠	ブロチゾラム	レンドルミン®	7	現在でも多用されている標準的な睡眠薬
	睡眠	ロルメタゼパム	ロラメット®, エバミール®	10	グルクロン酸抱合代謝により, 肝障害でも遷延しにくい睡眠薬. 作用はおだやか
中間	抗不安	ロラゼパム	ワイパックス®	12	グルクロン酸抱合代謝により, 肝障害でも遷延しにくい抗不安薬. 海外では広範囲に使用
			ロラピタ®（てんかんのみ適用）		
	抗不安	ブロマゼパム	レキソタン®, セニラン®	20	抗不安作用が強い抗不安薬. 催眠作用も抗不安薬の中で強め. 坐薬が存在する
	睡眠	フルニトラゼパム	サイレース®	24	難治性不眠に使用されるが, 強い依存性. 米国では所持自体が違法. 一般科医による安易な使用はすすめられない
	睡眠	エスタゾラム	ユーロジン®	24	フルニトラゼパムにくらべて弱いが, 24 時間の抗不安効果も期待できるような薬剤で, 日中に持ち越しやすい. 一般科医の判断での開始は避けたほうが無難である
	抗不安	ジアゼパム	セルシン®	20～	前投薬や軽い鎮静薬によく使用されている. 半減期が非常に長く, 覚醒した後も薬剤が長時間作用している

BZRA の区別のポイント

たくさんある BZRA を理解しやすくなるために，ポイントをいくつか見ていきましょう．

①作用時間の長さ

●せん妄・不眠対策で BZRA を理解するポイント

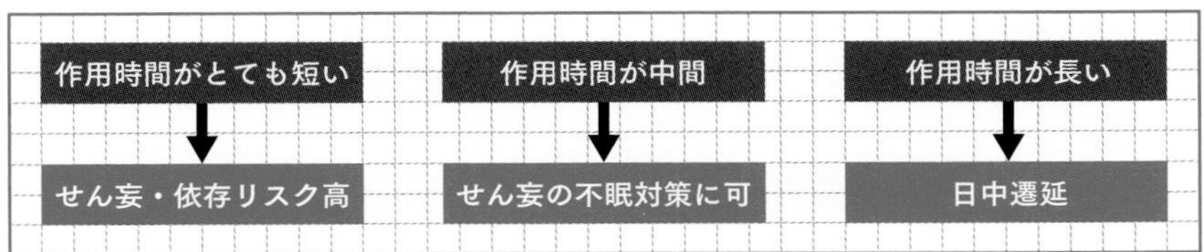

まずは作用時間です．作用時間が短いタイプの睡眠薬は，寝付きがわるいタイプの睡眠薬に使われ，翌朝への持ち越し効果が少なく「スっと効いてスッとなくなりキレがいい」です．近年はゾルピデムがよく使用されますが，半減期は約2時間です．一般に，睡眠薬は作用時間が短いほど，せん妄・依存リスクが高いといわれています．そのため作用時間が2～4時間程度の超短時間型は，せん妄対策においては避けたほうが無難です．

また，精神科医の推奨である内服困難時のフルニトラゼパムは，作用時間が長いために日中遷延の可能性が高く，また米国では所持自体が禁止されているような薬剤であり，一般診療科の医師が開始することはあまりおすすめできません．

②作用の強さ

一般的に，抗不安薬は催眠作用が弱めのもの，睡眠薬は催眠作用が強めのもの，という位置づけです．入院患者さんでは体調・臓器機能が低下していますから，作用が弱めの抗不安薬のほうが安全です．ただし，どちらも筋肉弛緩作用はあります．非ベンゾジアゼピン系薬は筋弛緩作用が比較的弱いとされています（ふらつかないわけではありません）．

③代謝経路

BZRA のほとんどが肝臓により代謝されますので，腎障害には影響を受けにくくなっています．一方，高齢者はもともと代謝酵素が少なくなっており，通常より代謝が遅れる＝遷延しがちです．肝障害が合併すると，翌日昼間，夕方まで遷延することがあります．一方，肝代謝の中でも，グルクロン酸抱合代謝の薬剤は肝障害でも遷延しにくく，使い勝手がよくなります．

●ベンゾジアゼピン受容体作動薬の選択例

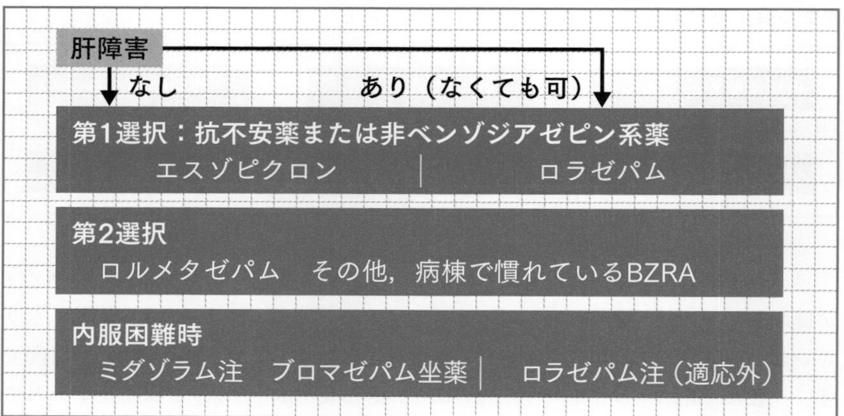

もっとくわしく

作用時間が短いと依存になりやすいのは，オピオイドなどでも同じです．すぐに効いた実感があり，すぐになくなってしまうと，「もっと欲しい」となってしまいます．いつ効きはじめたかわからず，ゆっくりと薬がなくなれば，また欲しい！という気持ちが抑えられるわけです．実際に，睡眠薬やオピオイドの依存症の治療には，まず半減期が数十時間もあるような薬に置き換えて行います．

ベンゾジアゼピン系薬が飲めないときの工夫は，4 章 p.170 にあります．参考にしてみてください．

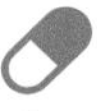

ゾルピデム

代表的な商品名：マイスリー®（5 mg 錠，10 mg 錠）

ポイント ❶日本では，不眠症に非常に多く使用されている
❷"非ベンゾジアゼピン系"だが，依存薬の原因の上位
❸異常行動の副作用が多い

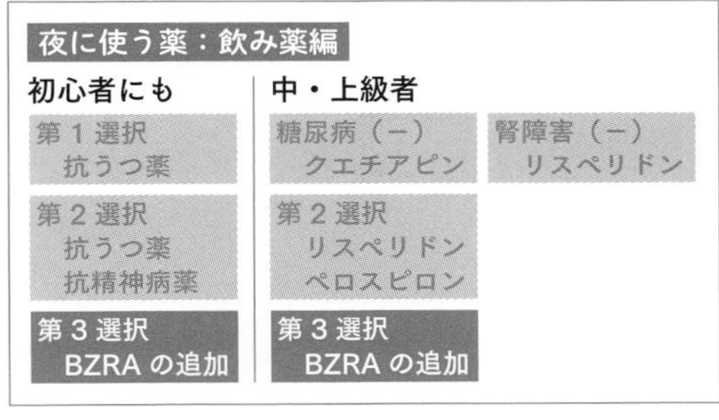

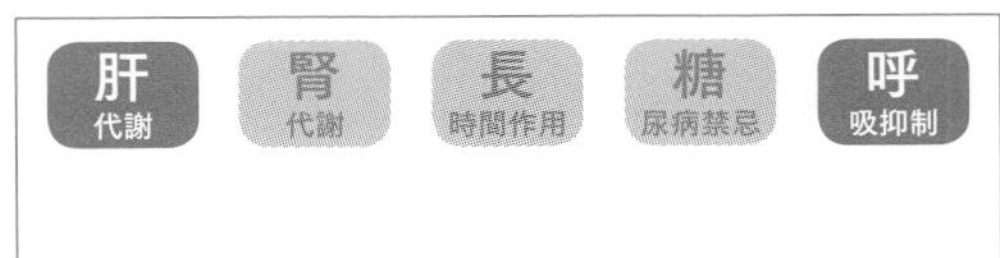

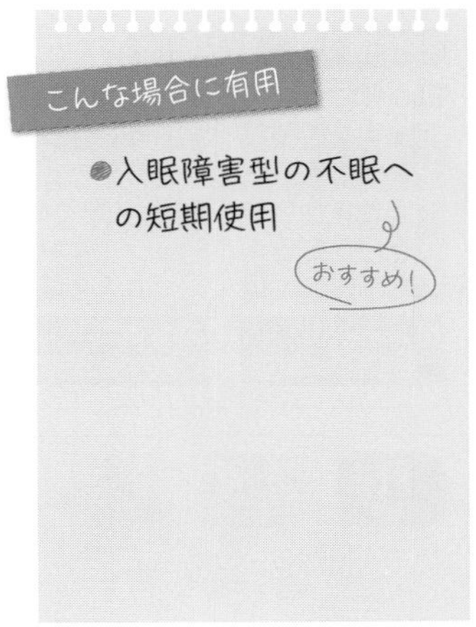

こんな場合に有用
●入眠障害型の不眠への短期使用
おすすめ！

ゾルピデムはどんなくすり？

"非ベンゾジアゼピン系"として日本で頻用されていますが，販売時の宣伝とは裏腹に，日本において依存症薬の上位となってしまっています．超短時間型で筋弛緩作用が少ない点から，すぐに効果が少なくなり，寝ぼけてても動けてしまうためか，異常行動（夢遊病・せん妄）の副作用も多く報告され[11]，せん妄対策では避けたほうがよいように思います．ただ，不眠時定型指示に入っていることが多く，看護師さんは実際には目にすることが多いでしょう．

有用なのは中途覚醒はしない入眠障害型の不眠に対しての，数週間以内の短期使用で，不眠症に対しては本来別の治療法を併用するのが基本となります．

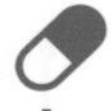

エスゾピクロン

代表的な商品名：ルネスタ®（1 mg 錠，2 mg 錠，3 mg 錠）

ポイント **❶ゾピクロンの改良型で，用量が適切**
❷高齢者で安全に使用できるとの意見
❸苦みが欠点

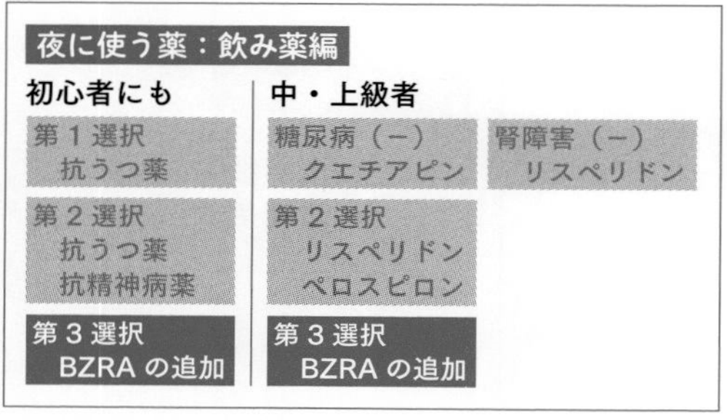

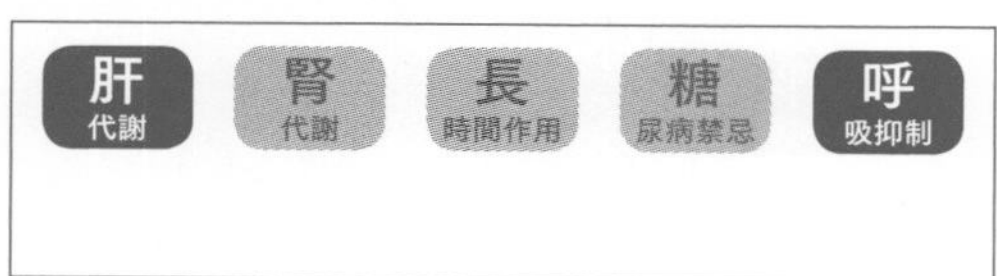

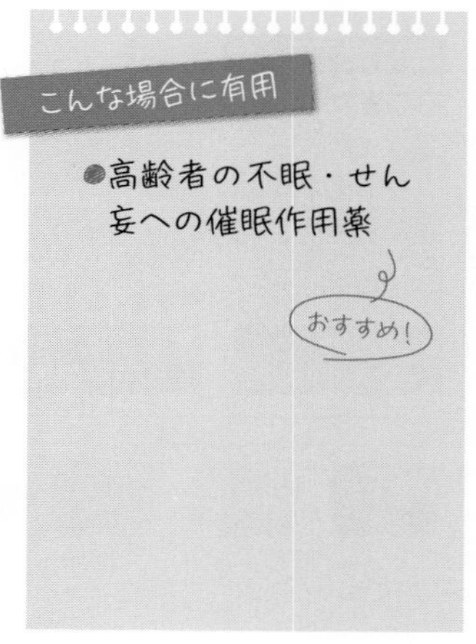

こんな場合に有用
●高齢者の不眠・せん妄への催眠作用薬
おすすめ！

エスゾピクロンはどんなくすり？

エスゾピクロンは，ゾピクロン（アモバン®）の改良型の薬です．ゾピクロンの光学異性体を半分取り除いたものになっていますが，ゾピクロンが 7.5mg に対してエスゾピクロンは 2mg が標準用量となっています．これは，治験をやり直したところ，半分の 3.25mg でなくても十分な薬効があったからです．そのため，ゾピクロンにくらべて少量の剤型となっており，高齢者でも過量などが起きにくい特徴があります．理由ははっきりしませんが，ゾルピデムのような異常行動が目立たず，比較的安全に使用できるともされています．

半減期は 5 ～ 6 時間ですが，高齢者では 9 時間ともされており，夜の長い入院の不眠において適切な作用時間となっています．高齢者では 1 mg で開始するのがおすすめです．

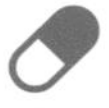

ロラゼパム

代表的な商品名：ワイパックス®（0.5 mg 錠，1 mg 錠），ロラピタ®（注射：けいれんのみ）

ポイント ❶グルクロン酸抱合代謝で遷延しにくい
❷けいれんや鎮静において海外で標準的に使用される
❸注射薬はけいれんのみの適応

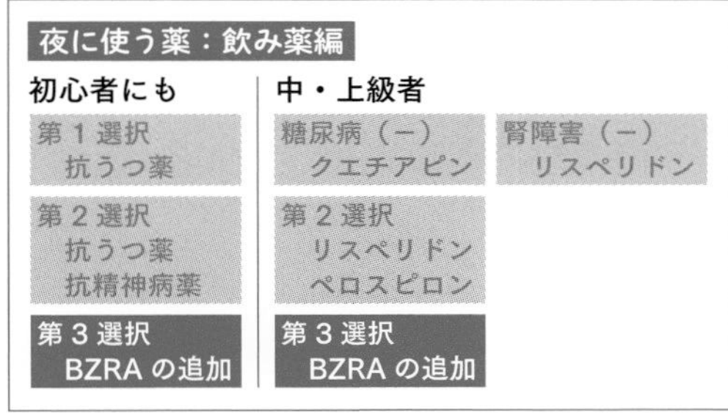

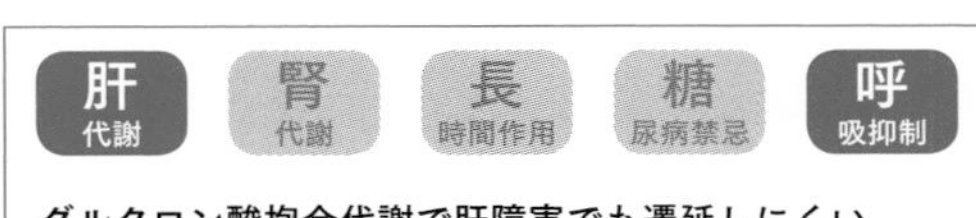

肝
代謝
腎
代謝
長
時間作用
糖
尿病禁忌
呼
吸抑制
グルクロン酸抱合代謝で肝障害でも遷延しにくい

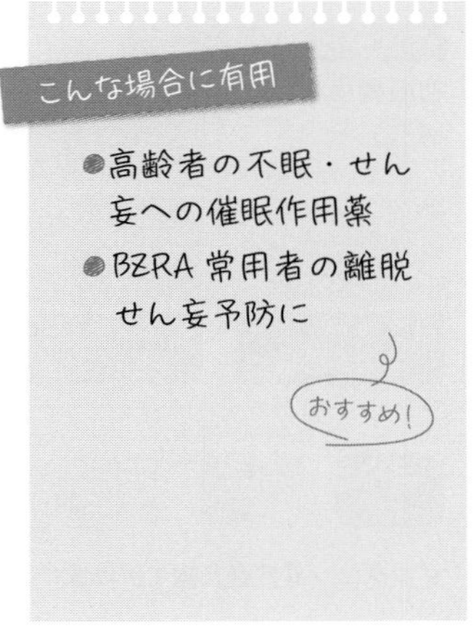

ロラゼパムはどんなくすり？

グルクロン酸抱合代謝の抗不安薬です．グルクロン酸抱合代謝は肝代謝の１つですが，肝不全になっても比較的保たれているため，普通の肝代謝の薬にくらべて遷延しにくいのがメリットです．

海外では，けいれんや鎮静において標準的に使用される薬の１つで，とくに注射薬ではミダゾラムより格段に安全性が高くなっています．日本では 2019 年に注射薬が販売されましたが，適応はけいれんのみとなっており，高価でもあるため，気軽には使用しにくいのは難点です．

ただ，肝障害でも遷延しにくく，効果がおだやかなロラゼパムは，せん妄・不眠対策の併用薬としてだけでなく，BZRA を内服している患者さんが入院したときに，急激な中止による離脱せん妄を予防する場合にも有用です．

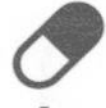

ロルメタゼパム

代表的な商品名：エバミール®，ロラメット®（1 mg 錠）

ポイント ❶グルクロン酸抱合代謝で遷延しにくい
❷ロラゼパムより催眠作用強い
❸ BZRA の第 2 選択的に

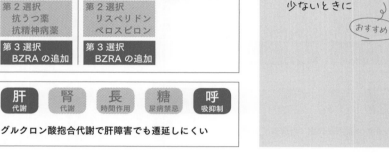

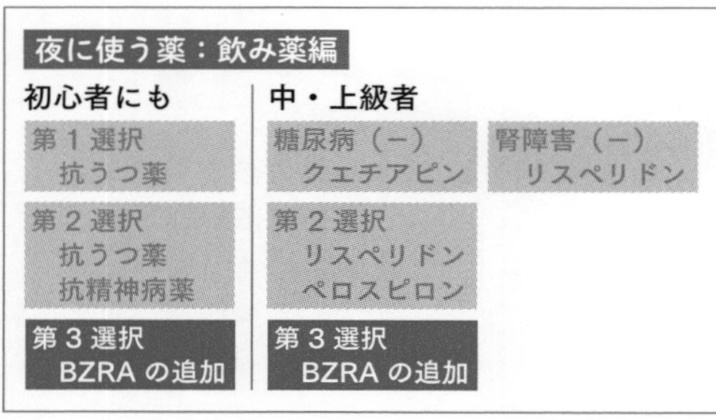

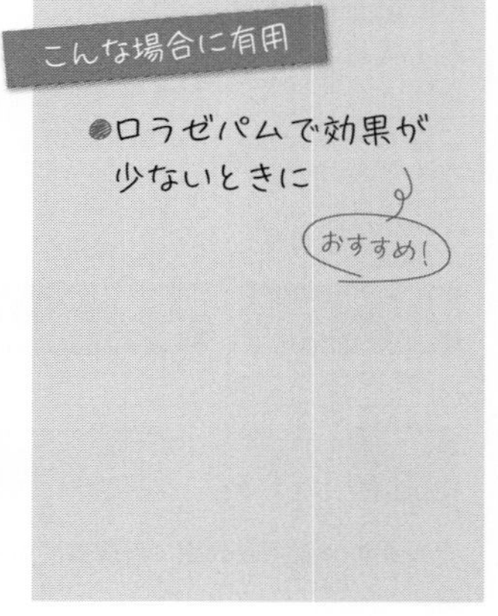

こんな場合に有用
●ロラゼパムで効果が少ないときに
おすすめ！

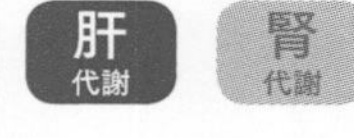

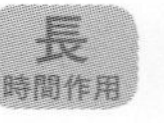

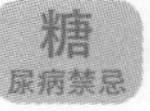

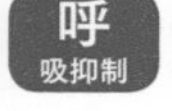

呼 吸抑制

グルクロン酸抱合代謝で肝障害でも遷延しにくい

ロルメタゼパムはどんなくすり？

ロラゼパムと同じく，グルクロン酸抱合代謝の睡眠薬です．抗不安薬であるロラゼパムより催眠作用が強く，ロラゼパムで効果不十分だった場合に有用です．とはいっても，睡眠薬の中では作用はおだやかな部類に入るため，体の弱った入院患者さん・高齢者にも比較的使用しやすくなっています．

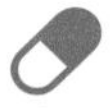

ブロマゼパム

代表的な商品名：レキソタン®，セニラン®（1 mg 錠，2 mg 錠，5 mg 錠，3 mg 坐薬）

ポイント
❶坐薬が存在する貴重な BZRA
❷抗不安薬の中では比較的強い催眠作用
❸ややふらつきあり

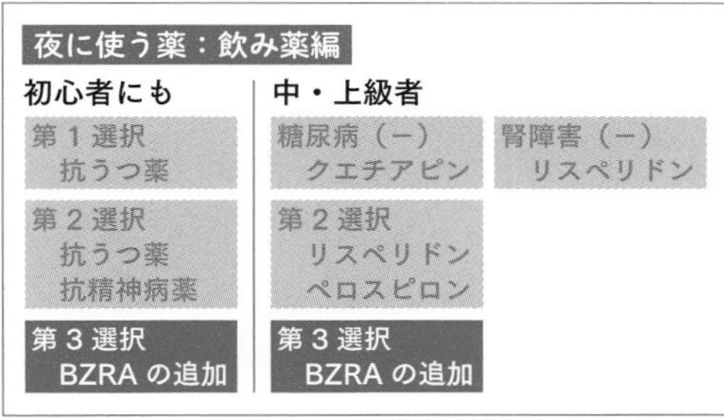

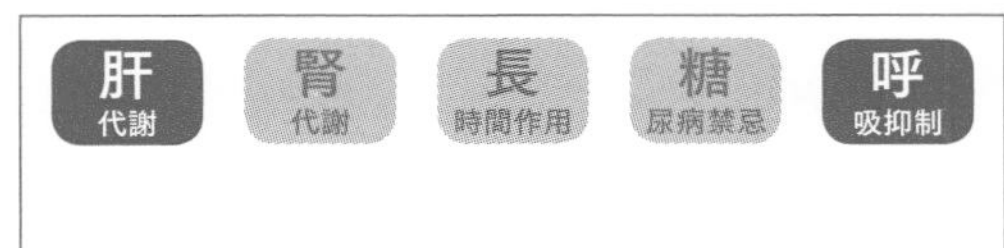

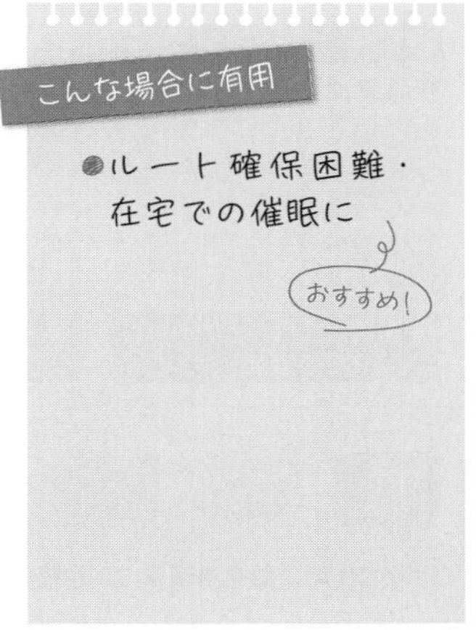

こんな場合に有用
ルート確保困難・
在宅での催眠に
おすすめ！

ブロマゼパムはどんなくすり？

抗不安薬ですが，中程度の催眠作用があります．比較的速効性があり，抗不安薬の中では中くらいの作用時間があります．抗不安薬として使うと眠気が強くでてしまう場合もありますが，作用のおだやかな睡眠薬として使うことができます．

BZRA 坐薬は他にジアゼパム坐薬があるくらいで，ブロマゼパムは小児の処置時の鎮静にも使われています（子供に使える＝高齢者でも使いやすい）．

せん妄・終末期などでルート確保困難時，在宅で活躍する薬です．

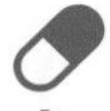

ミダゾラム

代表的な商品名：ドルミカム®（注射液：2 mL）

ポイント ❶注射の BZRA の標準薬
❷速効性がある
❸用量調整しやすいが，1 回静注は危険

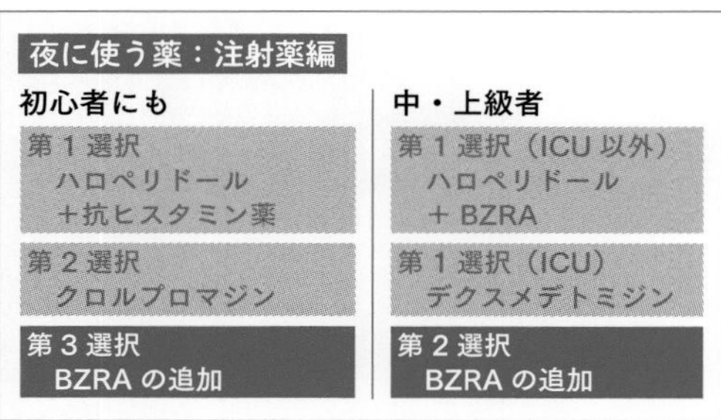

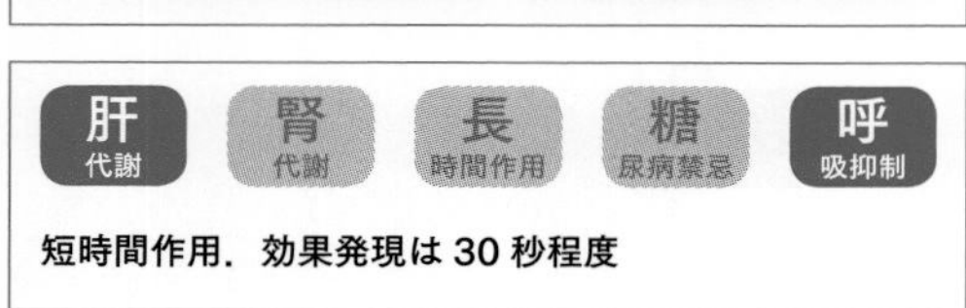

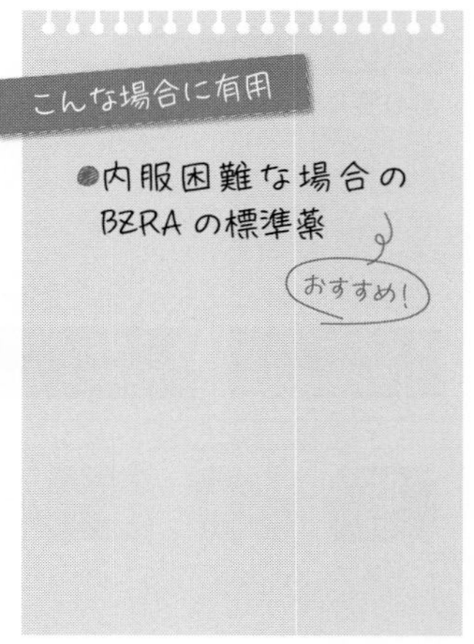

こんな場合に有用
●内服困難な場合の BZRA の標準薬
おすすめ！

ミダゾラムはどんなくすり？

ミダゾラムは一般病棟からはあまり歓迎されない薬剤となっていますが，世界的に注射の BZRA として標準的な薬剤です．効果発現時間が静注で 30 秒～なので，適切な量を投与すれば過量になりにくく，有効時間も短いために，処置時などの短時間の鎮静にも使用できます．

ただ，1 A は 2 mL ですが，0.1 ～ 0.2 mL 単位の追加使用でも過量になってしまう場合があり，ワンショットの静注投与は比較的リスクが高い薬剤です．

もっとくわしく

ミダゾラムは，鎮静の第1選択薬であり，内視鏡時のワンショット投与や，持続シリンジポンプでの投与などが一般的です．ただ，一般病棟の看護師・医療スタッフからは「呼吸抑制が強い危険な薬剤」として認識されています．その原因の1つに，よく使用されている投与方法が必ずしも最適ではないことが挙げられます．

ワンショット投与は，内視鏡で外来にくるような患者さんには比較的よく使われる投与方法ですが，0.2 mL のワンショット投与で入眠しなかった患者さんが，0.2 mL を再度追加したところで呼吸抑制が起こったような医療訴訟事例もあります．

また，シリンジポンプでの持続投与は，「○○ mL/時で投与開始」と指示されることが少なくありません．このような速度を決めての持続投与は，24 時間程度の間，血中濃度が上がる可能性が指摘されており[12]，続けていると，数時間以上たってから過量となる恐れがあります．また，一般に睡眠薬は入眠に必要な量より，睡眠導入に必要な量のほうが少ないため，定速の持続投与には二重に過量になる落とし穴が潜んでいます．

しかし，ミダゾラムは緩和ケア領域をはじめ，さまざまな場面で使用される有用な薬ですし，内服困難な場合や他の薬剤で入眠しない場合の重要な手段の1

●ミダゾラムの安全な投与法

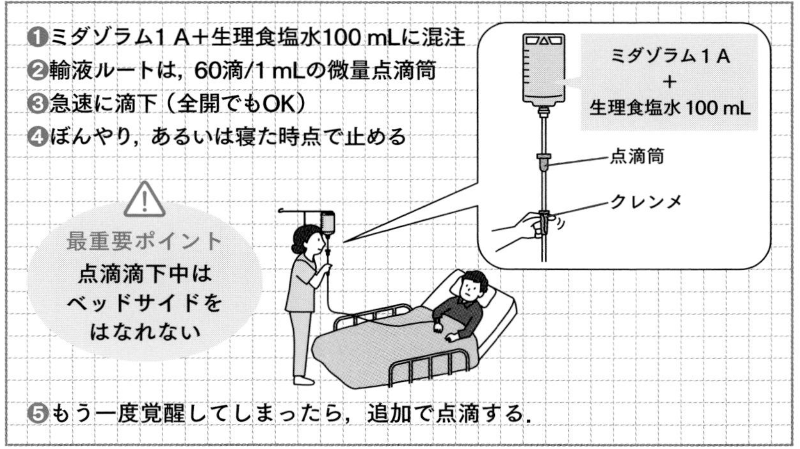

❶ミダゾラム1 A＋生理食塩水100 mLに混注
❷輸液ルートは，60滴/1 mLの微量点滴筒
❸急速に滴下（全開でもOK）
❹ぼんやり，あるいは寝た時点で止める
ミダゾラム1 A
＋
生理食塩水 100 mL
点滴筒
クレンメ
最重要ポイント
点滴滴下中は
ベッドサイドを
はなれない
❺もう一度覚醒してしまったら，追加で点滴する．

つになります．そこで，緩和ケア病棟などで利用されている投与法をご紹介します．

これにより，どのくらいの量を使えば入眠するかが確実にわかります．翌日は，どのくらいの量が必要だったかによって，点滴→停止→点滴ではなく，ある程度持続で点滴を検討してもよいでしょう．

持続投与する場合には，

〈持続投与の指示の例〉

50 mL シリンジにミダゾラム 5 A ＋生理食塩水 45 mL

❶ 1 時間あたり 3 ～ 5 mL（3 ～ 5 mg/ 時）で開始

❷ 5 分おきに 1 mL ずつ早送り

❸入眠したら 0.5 ～ 2 mL/ 時に減量

❹入眠が浅くなったら，1 mL/ 時ずつ増減（もしくは早送り 1 ～ 2 mL，導入時の量を参考に）．ベース量の増減は 15 ～ 30 分間隔で．

といったプロトコルも考えられます．持続投与は過量となる恐れがやや高くなりますが，手落としの調整ミスなどがなくなりますし，院内ルールでポンプの使用が義務づけられているところもありますので，参考にしてみてください．

3 枚目の地図

日中のせん妄・飲めるとき

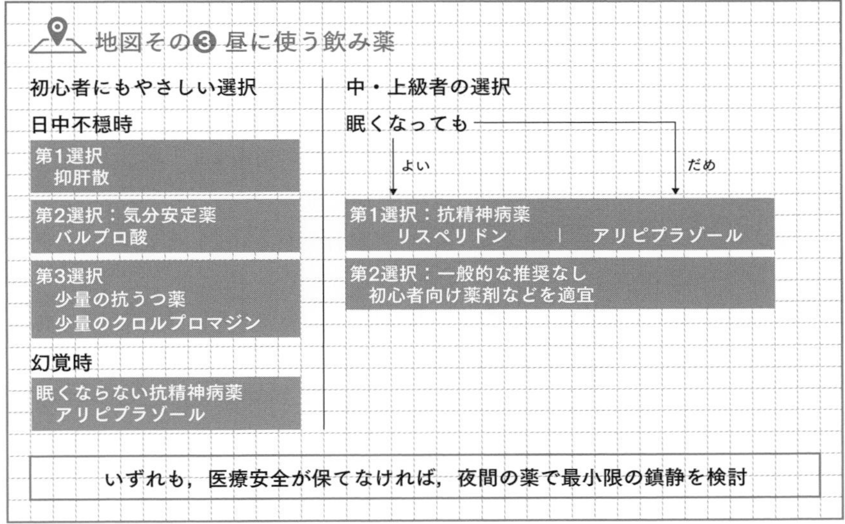

地図その❸ 昼に使う飲み薬
初心者にもやさしい選択
日中不穏時
第1選択
抑肝散
第2選択：気分安定薬
バルプロ酸
第3選択
少量の抗うつ薬
少量のクロルプロマジン
幻覚時
眠くならない抗精神病薬
アリピプラゾール
中・上級者の選択
眠くなっても
よい
だめ
第1選択：抗精神病薬
リスペリドン | アリピプラゾール
第2選択：一般的な推奨なし
初心者向け薬剤などを適宜
いずれも，医療安全が保てなければ，夜間の薬で最小限の鎮静を検討

昼間のせん妄治療の盲点

昼間のせん妄には，基本的に眠くならない薬が適しています．一般のせん妄の本には，その薬が眠くなる薬かどうか，明示されていないものが多くあります．推奨されている薬がどのくらい眠くなるのか，精神科医にとっては常識だからです．

しかし，せん妄の第１選択薬とされるクエチアピンは，夜にしっかり眠れる薬でした．つまりは，日中のせん妄には使えない薬，ということになります．

このような区別を一般病棟の医療スタッフが行うのはなかなかむずかしいこと，標準的な治療自体が日中不穏時に十分対応していないことは，せん妄治療の大きな穴となっています．

そこで，「中・上級者向け」の抗精神病薬を主体とした組み立てと，不穏時・幻覚時にわけた初心者にもやさしい道，を独自に設定しました．

昼間の薬の選択

●昼のせん妄へのポイント

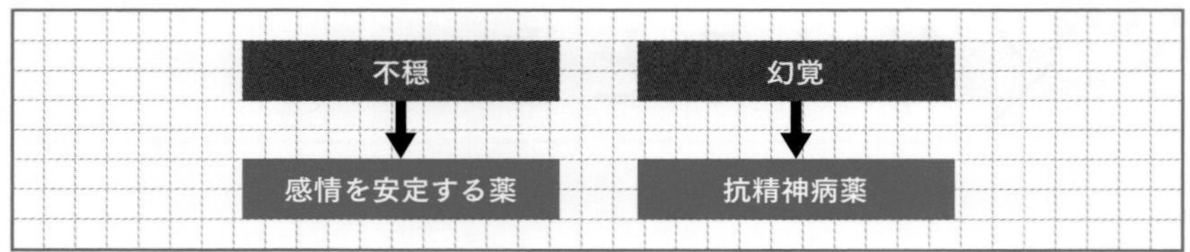

夜の薬と同じく，抗精神病薬を適切な目標で適切に使うのはむずかしい面があります．そのため，昼間のせん妄を２つにわけると，適切な薬がみえてきます．

それが，日中の不穏に遭遇したとき，幻覚があるかないかです．幻覚は抗精神病薬が治療薬です．一方で，認知機能の低下などから状況をうまく判断できないために「家に帰りたい」などの不穏になる場合，抗精神病薬で治療することはできません．

抗精神病薬以外で，感情を落ち着ける薬を使ってみるのもよい場面です．

せん妄の状態や全身状況から，昼間に多少ぼんやりしたほうが安全，という局面があるかもしれません．この判断が的確にできるのであれば，リスペリドンは第１選択的に試してみる価値もあります．

このようなことを頭に入れておきながら，いくつか薬をみていきましょう．

逆説のせん妄対策

定説：せん妄への第１選択は○○

逆説! せん妄対策の第一歩：昼間のせん妄の推奨薬は定まっていない

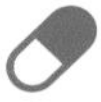

抑肝散

代表的な商品名：ツムラ抑肝散®（2.5 g/ 包）

ポイント ❶小児にも使えるやさしい薬
❷速効性がある
❸高齢者には 1 日 3 包分 3 は多すぎることも

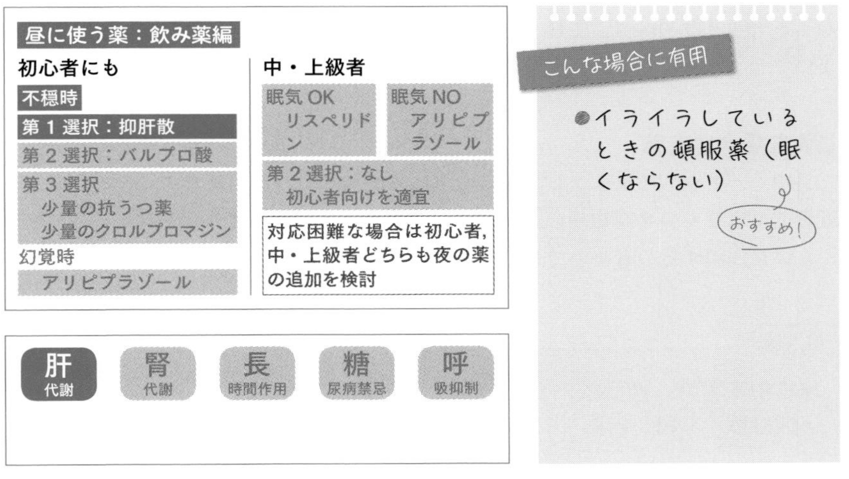

昼に使う薬：飲み薬編
初心者にも
不穏時
第 1 選択：抑肝散
第 2 選択：バルプロ酸
第 3 選択
少量の抗うつ薬
少量のクロルプロマジン
幻覚時
アリピプラゾール
中・上級者
眠気 OK
リスペリドン
眠気 NO
アリピプラゾール
第 2 選択：なし
初心者向けを適宜
対応困難な場合は初心者，中・上級者どちらも夜の薬の追加を検討
肝
代謝
腎
代謝
長
時間作用
糖
尿病禁忌
呼
吸抑制
こんな場合に有用
イライラしているときの頓服薬（眠くならない）
おすすめ！

抑肝散はどんなくすり？

近年は認知症への薬，と思われがちな漢方薬ですが，母子同服という漢方独自の考えにも則っています．適応は小児の夜泣きですが，子もイライラなら母もイライラ，母も子も飲めば，悪循環をたちきることもできます．漢方薬の中では飲み口がよく，スッとするのも好印象です．

①小児にも使えるやさしい薬

小児に使うことができる＝高齢者にもやさしい薬です．また，「子供も使える」の説明は患者さん・家族への抵抗感を減らす効果もあります．

②速効性がある

夜泣きの薬ですから，速効性が期待できます．イライラしてきたとき，喧嘩をしそうなとき，怒りたいときなどに飲むと，半分くらいにおさまる感覚の速効性もあります．

③高齢者には1日3包分3は多すぎることも

甘草が含まれており，偽性アルドステロン血症が起こることがあります．甘草は健康成人では4g程度まで安全ですが，肝代謝のために高齢者では濃度が上がってしまうことがあります．1日2包（甘草として1g）を上限とするか，頓用使用がよいでしょう．

こんな場合に有用

日中そわそわ，イライラしてきたときにまず試してみたい薬です．とくに夕方〜就寝前にはせん妄や認知症のイライラが増加することが多いですから，15〜16時くらいに内服するのもよいでしょう．

処方例

▶日中不穏時　抑肝散　1包　内服　1日2回まで
▶抑肝散　1包　内服　15〜16時（定時に使うなら）

バルプロ酸

代表的な商品名：デパケン®（100 mg 錠，200 mg 錠，徐放錠，20 ～ 40% 細粒，5% シロップ）

ポイント ❶気分安定薬として古くから使用
❷シロップ剤がある
❸相互作用には注意

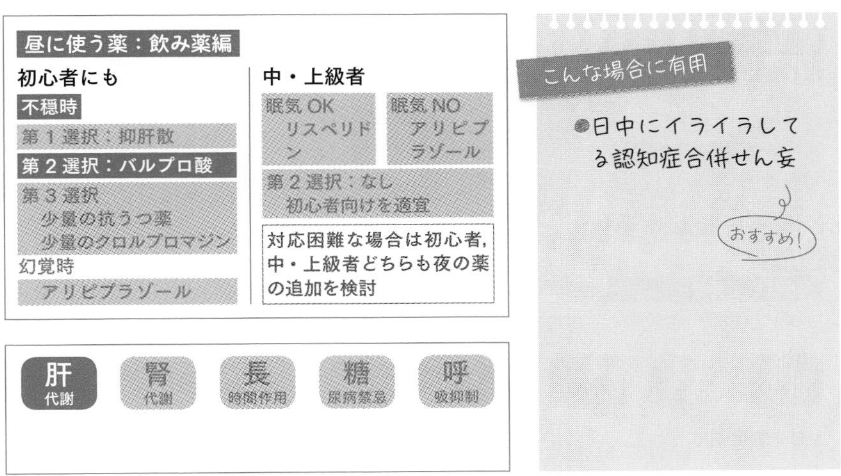

昼に使う薬：飲み薬編
初心者にも
不穏時
第 1 選択：抑肝散
第 2 選択：バルプロ酸
第 3 選択
少量の抗うつ薬
少量のクロルプロマジン
幻覚時
アリピプラゾール
中・上級者
眠気 OK
リスペリドン
眠気 NO
アリピプラゾール
第 2 選択：なし
初心者向けを適宜
対応困難な場合は初心者，中・上級者どちらも夜の薬の追加を検討
肝
代謝
腎
代謝
長
時間作用
糖
尿病禁忌
呼
吸抑制
こんな場合に有用
日中にイライラしてる認知症合併せん妄
おすすめ！

バルプロ酸はどんなくすり？

抗けいれん薬ですが，抗けいれん薬は気分安定作用をもっていることが多く，認知症患者さんの BPSD（周辺症状）・精神病患者さんの気分安定などに古くから使用されています．シロップ剤があるために，内服させやすいのもメリットです．

カルバペネム系抗生剤との相互作用があり，併用が禁忌なのは注意が必要です．

処方例

▶バルプロ酸シロップ　200 ～ 400 mg　朝・夕 2 回

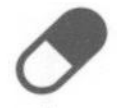

眠くなる薬 ▶ アリピプラゾール

代表的な商品名：エビリファイ®（1 mg 錠，3 mg 錠，6 mg 錠，12 mg 錠，OD 錠，内用液）

ポイント ❶催眠作用が少ない
❷錐体外路症状が少ない
❸低活動性せん妄に効果？

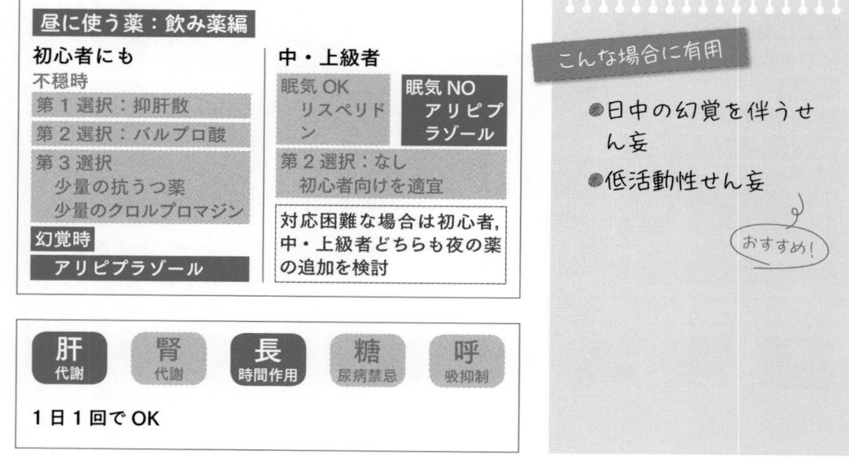

アリピプラゾールはどんな薬？

液剤があり，リスペリドンのように内服させることもできる薬です．D_2 受容体をしっかり抑えてしまわないので，副作用が少ないことが期待されます．

①催眠作用が少ない

非定型抗精神病薬の中でも催眠作用が少ないため，日中のせん妄に使用するのに適している数少ない薬剤です．

②錐体外路症状が少ない

D_2 受容体を不完全にブロックする特性から，錐体外路症状が少ないことが期待されています．一般医療スタッフにも使いやすい薬です．

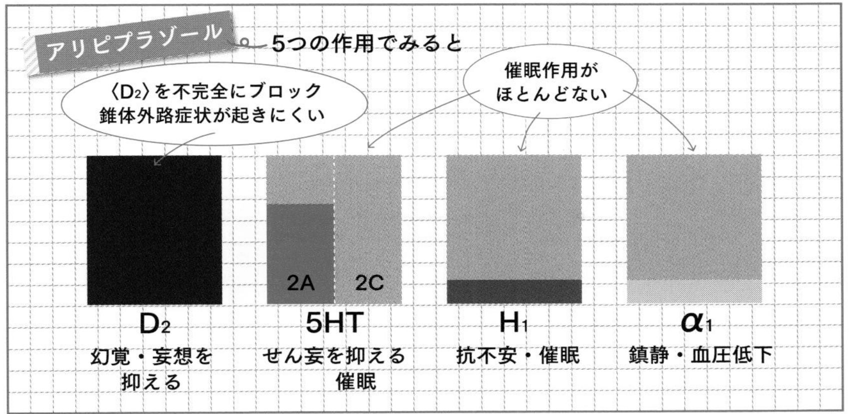

③低活動性せん妄に効果？

低活動性せん妄に有効とされる薬剤は定まっていないのが現状ですが，アリピプラゾールは効果があるのではないかともいわれています[13].

こんな場合に有用

これらの特性から，日中の幻覚を伴うせん妄に使用するのがよいでしょう．また，低活動あるいは混合型せん妄に対して効く可能性があり，投与を試みる価値はあります．液剤があることも使いやすくなっています．

処方例

▶日中幻覚時　アリピプラゾール内用液　3 mg　内服

もっとくわしく

ブロナンセリン（ロナセン®）も眠気が少なく日中に使用できる抗精神病薬ですが，低活動性せん妄への効果や液剤があること，知名度などから，アリピプラゾールが一歩上回るかもしれません．

その他の選択肢

トラゾドン

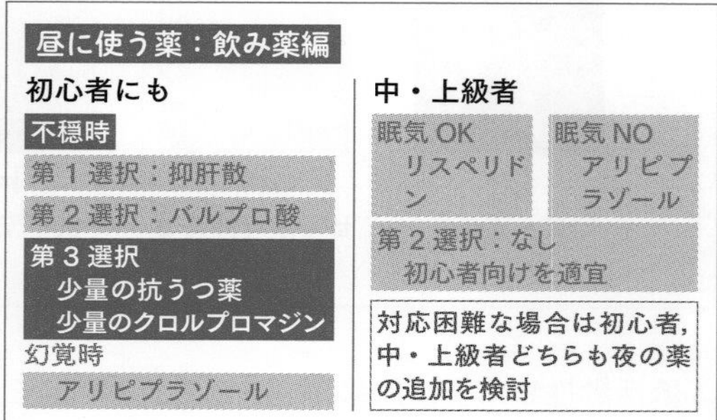

昼に使う薬：飲み薬編
初心者にも
不穏時
第１選択：抑肝散
第２選択：バルプロ酸
第３選択
少量の抗うつ薬
少量のクロルプロマジン
幻覚時
アリピプラゾール
中・上級者
眠気 OK
リスペリドン
眠気 NO
アリピプラゾール
第２選択：なし
初心者向けを適宜
対応困難な場合は初心者，中・上級者どちらも夜の薬の追加を検討

夜間の不眠対策の薬ですが，夜間入眠に必要な量の1/4程度を投与することで，抑肝散などでおさまらない興奮が鎮まることがあります．トラゾドンはもともと1日3回内服する薬なので，眠気が問題にならなければ日中使用できる可能性があります．

クロルプロマジン

夜の薬剤のところで解説していますが（→ p.97），認知症のBPSD（周辺症状）に少量のクロルプロマジンが有効なことがあります．夜間もクロルプロマジンで対応した場合，量の差をつけるだけで日中も夜間も同じ薬剤で対応できますので，多種の薬剤を使用するよりシンプルな処方になるメリットもあります．たとえば，内服で1回5 mgを効果があるまで何回か使ってみます．

プレガバリン / ガバペンチン

バルプロ酸と同じく，気分安定薬としての効果，抗不安効果などがあります．せん妄に対しては悪化も改善もしない中立な立場ともいわれますが，眠気が比較的強いので，夜間の催眠補助にも使用しますが，日中をとおしてイライラを鎮める作用を発揮することもあります．

4枚目の地図

日中のせん妄・飲めないとき

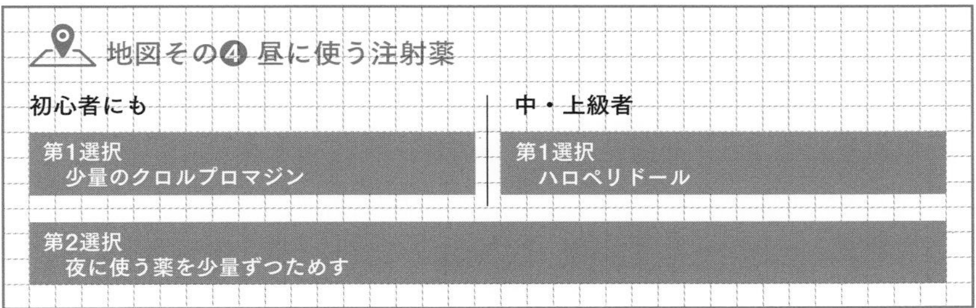

地図その❹ 昼に使う注射薬
初心者にも
第1選択
少量のクロルプロマジン
中・上級者
第1選択
ハロペリドール
第2選択
夜に使う薬を少量ずつためす

さて，最後の地図ですが，ここは1番むずかしいところです．

標準的な薬剤は定まっていない

日中のせん妄に対する標準的な薬は専門家の間でもはっきりとはまとまっていません．内服ですら，夜間と同じ薬しか専門家の意見でも提示されておらず，昼間に特化した推奨はないのが現実です．選択肢の限られる注射薬ならなおさらです．

ハロペリドール

「眠くならない」注射薬にぴったりなのはハロペリドールです．しかし，ハロペリドールでせん妄がおさまるなら，だれも苦労はしていない…のです．不穏を鎮める作用は「鎮静作用」ですが，鎮静作用を発揮するような量のハロペリドールは多すぎるという解説はすでにしましたね（→ p.89）．

クロルプロマジン

みなさんが困るであろう「不穏」,「イライラ」などに対しての注射薬は，クロルプロマジンとなります．夜に使う量よりかなり少なく使うことで，日中の対策になり得ることもすでに触れましたね（→ p.97）．

注射では，1回 0.4 mL（2 mg）程度を，効果がでる，かつあまり眠くならない程度まで繰り返し使って試してみる方法があります．1回2 mLを30分かけて点滴していたくらいですので，0.4 mLを希釈した点滴の投与速度はあまり気にする必要はありません．

その他の薬

これらで対応困難な不穏が生じ，投薬によって抑えなければならない場合には，夜使用する注射薬を少量ずつ試してみるしかありません．プロメタジンやミダゾラムといった薬剤を，夜間の量の数分の1程度から使用してみる方法がありますが，どの程度まで鎮静してもよいかなど，医師や，場合によっては家族と慎重に相談する必要があります．

文献

1 Riemann D, et al：European guideline for the diagnosis and treatment of insomnia. J Sleep Res 26 (6): 675–700, 2017

2 Okamoto.Y, et al：J.Clin Psychopharmacol 19 (3): 280-282, 1999

3 Karim Yahia Jaffer, et al：Innov Clin Neurosci 14 (7-8): 24-34, 2017

4 Yasuyuki O, et al：Expert opinions on the first-line pharmacological treatment for delirium in Japan：a conjoint analysis. International Psychogeriatrics 28 (6): 1041-1050, 2016

5 Uchiyama M, et al：Prog Neuropsychopharmacol Biol Psychiatry 20 (4): 651-656, 1996

6 Okumura Y, et al：Expert opinions on the first–line pharmacological treatment for delirium in Japan：a conjoint analysis.Int Psychogeriatr 28 (6): 1041–1050, 2016

7 Cohrs S：CNS Drugs 22 (11): 939-962, 2008

8 de Haan L, et al：Subjective experience and D_2 receptor occupancy in patients with recent–onset schizophrenia treated with low–dose olanzapine or haloperidol：a randomized, double–blind study. Am J Psychiatry 160 (2): 303–309, 2003

9 Lonergan E, et al：Antipsychotics for delirium. The Cochrane Collaboration. The Cochrane Library 1：1-117, 2009

10 薬物療法検討小委員会（編）：せん妄の治療指針―日本総合病院精神医学会治療指針1. 星和書店，2005

11 小川朝生（編）：内科医のための不眠診療はじめの一歩. p.60，羊土社，2013

12 今井堅吾ほか：鎮静に使用する薬剤は何か，どういった投与方法が一番良いか？緩和ケア 26 (4): 259-265, 2016

13 Soenke Boettger, et al：Aus NZJ Psychiatry 45 (6): 477-482, 2011

第 4 章

せん妄山を登ってみよう

ここまで，せん妄の知識（地図），
くすり（道具）などの解説をしてきました．
ここからは，実際にみなさんがどのように対応＝
ケアをするとよいのか，ステップごとに考えていきましょう．

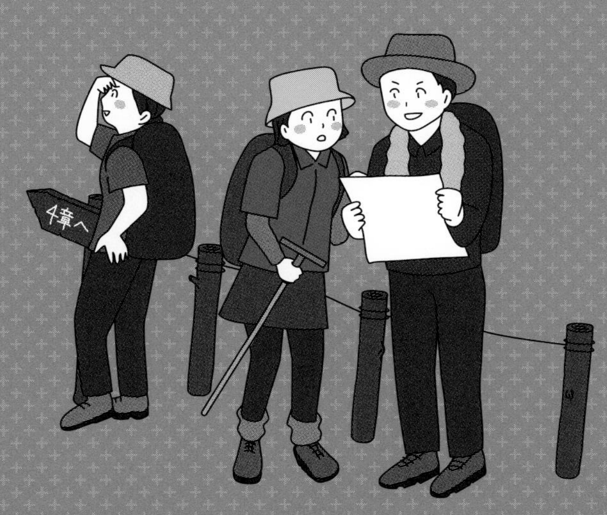

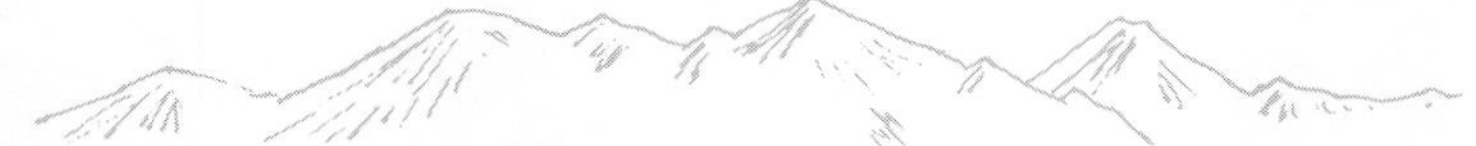

せん妄山を登る心構え

まず大事なのは，**本人にとってせん妄は苦痛**だと理解することです．苦痛の緩和は医療スタッフには本能ともいえる行動です．しかし，「話がつうじない，理解できない，精神科？」との特別視が，この本能を妨害してしまいます．

せん妄が酩酊（酔い）と同じ要素があること，つまり「本人はわけがわからなくなっているのではなく，ある程度は状況が把握できている」は大切なポイントです（→ p.24，せん妄とはなにか）．酔っ払っているときに，自分が酔っているのはわかりますし，ぼんやりして考えがまとまらないとイライラします．どこにいるかわからずに１人で歩いていたら，不安になるでしょう．あやしげな白い服を着た人に囲まれたら，逃げたくなります．

酔っている人の介抱で，大勢で取り囲んだりいきなり触ったりはしません．まず「大丈夫ですか」と安心できるように声をかけます．酔った上司に「わーかーりーまーすーかー！もう！」とどなってしまったら，翌日とても気まずくなってしまいます．

ですから，不安・苦痛を感じている（ちょっと酔っ払った，寝ぼけた）人が安心できるように対応しようという気持ちがとても大切になります．

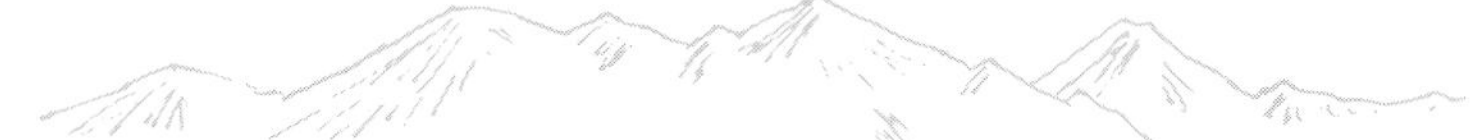

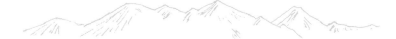

せん妄山の行程

実際に登る場合，みなさんは「初心者」ですから，最初から10合目の状況を想定して登るのはむずかしいと思います．それができるのはベテランだけです．通常のせん妄の本では「これをやりましょう」という構成になっていることが多く，つまずきやすいポイントです．この本では，初心者のみなさんが1つずつ確実に登っていけるようにガイドします！

●よくあるせん妄治療

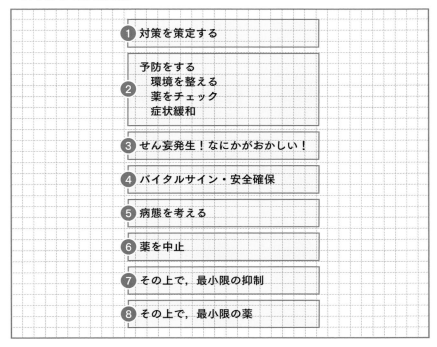

1. 対策を策定する
2. 予防をする
   - 環境を整える
   - 薬をチェック
   - 症状緩和
3. せん妄発生！なにかがおかしい！
4. バイタルサイン・安全確保
5. 病態を考える
6. 薬を中止
7. その上で，最小限の抑制
8. その上で，最小限の薬

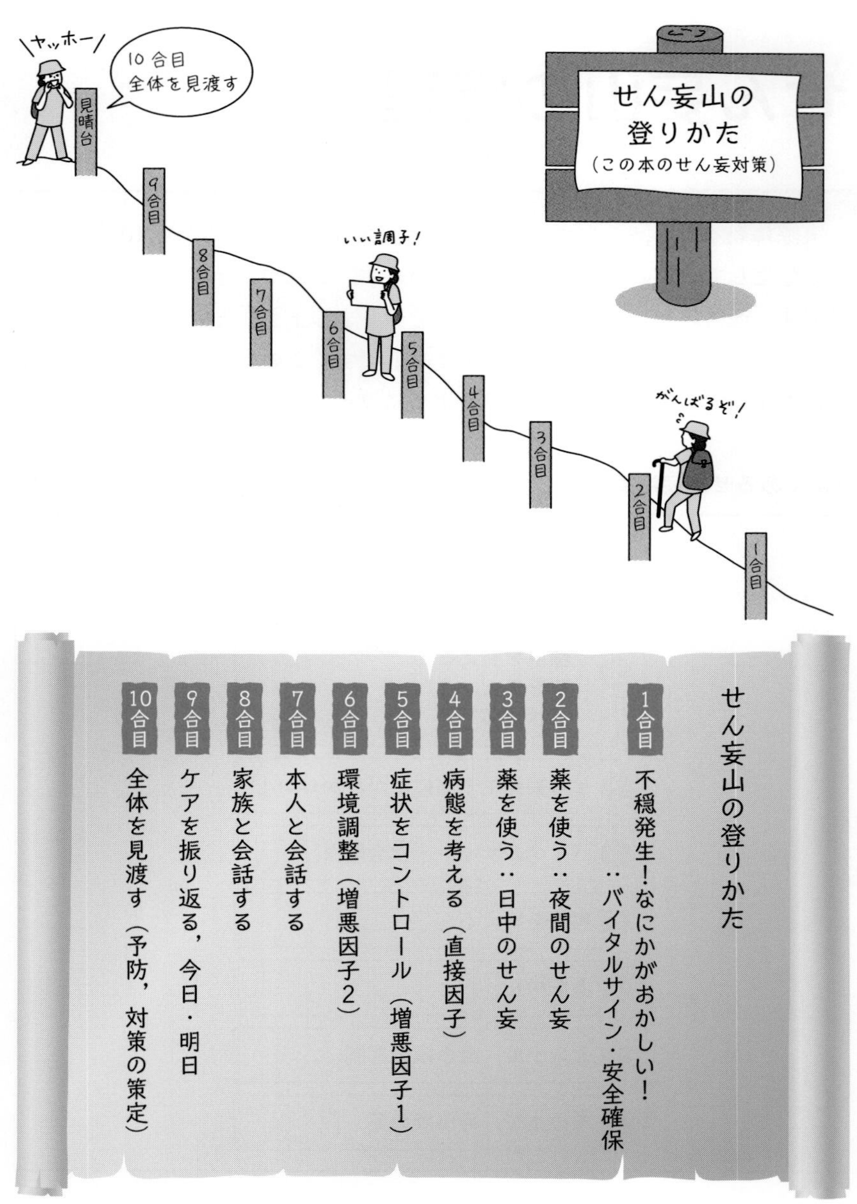
せん妄山の
登りかた
（この本のせん妄対策）
ヤッホー
10合目
全体を見渡す
見晴台
9合目
8合目
7合目
いい調子！
6合目
5合目
4合目
3合目
がんばるぞ！
2合目
1合目
せん妄山の登りかた
1合目 不穏発生！なにかがおかしい！
：バイタルサイン・安全確保
2合目 薬を使う：夜間のせん妄
3合目 薬を使う：日中のせん妄
4合目 病態を考える（直接因子）
5合目 症状をコントロール（増悪因子1）
6合目 環境調整（増悪因子2）
7合目 本人と会話する
8合目 家族と会話する
9合目 ケアを振り返る，今日・明日
10合目 全体を見渡す（予防，対策の策定）

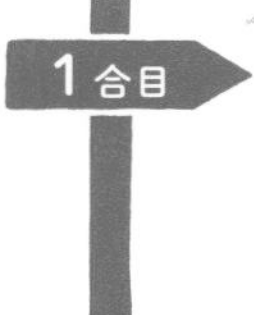

不穏発生！なにかがおかしい！不眠！

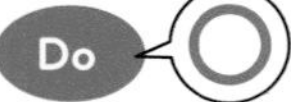

- □ルートなどの医療安全を確認する
- □バイタルサインチェック（qSOFA：呼吸数，血圧，その他）
- □医師に連絡が必要な全身状態かを判断

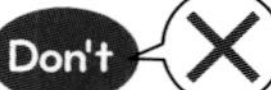

- □眠れないからといって，すぐに睡眠薬（BZRA）を投与する
- □患者さんをむやみに制止する（緊急時を除く）

まずやること

せん妄は夜間に不穏行動・危険行動で見つかることが多いです．ごそごそなにかやろうとしている，不眠である，などもせん妄を疑う状況になります．このときに，看護師さんはなにをすればよいのでしょうか．

最低限の安全確保

とくに入院の場合，もとの治療を安全に行うことがなによりも大切です．ドレーンチューブ，命にかかわる薬剤の投与ルート，転倒転落防止などの安全確保が最優先です．不穏，危険行動が明らかではなくても，単に眠れていない，ちょっとぼんやりする，がせん妄のはじまりであることがあります．その場合も，患者さんの周囲を確認し，安全確保を行ってください．

バイタルサインをチェックする

せん妄の原因となるような身体症状の悪化の可能性を必ず考えて，バイタルサインをチェックしましょう．とくに，呼吸数をみることは，一般病棟で敗血症の可能性のある患者さんをいち早く察知できますので，忘れずにチェック，記録をしてください（→ p.11，おとなしいせん妄こそ危険）.

医師に連絡が必要かを判断

不穏状態では，とにかく落ち着いてもらうことに看護師さんの意識が向きやすくなります．深夜に医師に連絡するとき，「患者さんが落ち着きません」だけでは，「不眠時指示を使って」となりがちです.

バイタルサインや根拠をもって「病状が悪化している可能性がある」，「心配しているのは患者さんの体調」という点を意識すると，状況が伝わりやすくなります.

Don't 眠れないからといって，すぐに睡眠薬（BZRA）を投与すると…

不眠時指示の BZRA（たとえばゾルピデム，ブロチゾラムなど）をすぐに投与するのは控えましょう．これらはせん妄の原因・悪化要因になりますから，最後の一押しをしてしまうようなものです．もし，これらの薬剤の指示しかでていない場合は，医師にせん妄の可能性を伝え，別の指示をもらうことも検討してください（夜間にはなかなかむずかしいので，あらかじめこのような状況を避けることが重要です→ 9 合目）.

Don't 患者さんをむやみに制止すると…

危険行動に陥りそうなとき，つい「動かないで！」と制止したくなります．もちろん，本当に必要な際には躊躇なく制止して安全を確保することが大事ですが，その前に一声かける余裕があると，「なにをするんだ！」というやりとりを減らせる可能性があります（→ 7 合目）.

1 章でもみてきたように，興奮・不穏だけではなく，「なにかがおかしい」，「入院の不眠」のとき，せん妄＝身体症状の悪化の可能性を考えて，必要な対処をはじめましょう！

●目立たないせん妄＝低活動性せん妄を見つけられるのがコール

せん妄における精神運動性障害評価のめやす	
軽度	いわゆる低活動型のせん妄で不穏興奮が目立たない
中等度	不眠不穏を認めるが危険行為には至らない
重度	夜間に不穏興奮が強くライン抜去，転落などの危険が高い
最重度	昼間にも不穏興奮が見られ，ライン抜去，転落などの危険が非常に高い

［和田　健：せん妄の臨床　リアルワールド・プラクティス．新興医学出版社，2012 より引用］

Step 1　せん妄のスクリーニング

普段とくらべてなにかがおかしい？（家族，知人に尋ねる）

SQiD：Single Question in Delirium

例：不穏状態・自己抜去・昼夜逆転・落ち着かない・会話が少しおかしい・ぼんやりとしている

［MB sands, et al：Single Question in Delirium（SQiD）：testing its efficacy against psychiatrist interview, the Confusion Assessment Method and the Memorial Delirium Assessment Scale. Palliat Med 24（6）：561-565, 2010 をもとに著者作成］

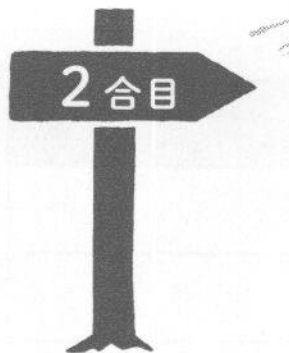

夜のせん妄なら医療安全・病棟の安全を確保する，薬を使う

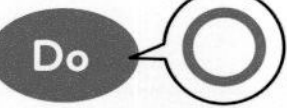

□夜間の薬を使う
□せん妄を抑える作用の薬か指示を確認

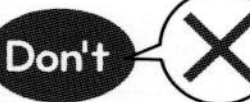

□指示された最大量まで繰り返して使わない（BZRAは十分に投与することが危険な場合があります）
□入眠しなかった場合，追加の指示をもらわずに抑制だけ行う

次にやること

夜に発症したせん妄について，医師への緊急連絡の判断など，ただちに必要な対応をクリアしたら，次にやることはその患者さんを含めた「病棟の医療安全・医療の遂行の確保」です．過去に「せん妄患者さんには看護師さんが付き添って説得を試みるなど手を尽くすべきだった」といった判決がでたこともあります．でも，本当に夜勤でそれをやったら，他の重症患者さんのナースコールやモニターアラームに対応できずに，命の危険が増大してしまいます．この本では，個人へのせん妄治療と，病棟で行うせん妄対策は明確に区別していますので，やるべきは「薬を使って患者さんの安全確保を行いつつ，看護師さんが対応不能の状況を防止する」とします．

まず，夜間せん妄対策の薬を使う

せん妄はほとんどの患者さんで昼夜逆転が生じます（→ p.16，簡単にせん妄に気づく②）．目の前の入院患者さんが夜に眠れていない場合，せん妄なのか不眠なのか区別する意味はほとんどありません．不穏の患者さんも眠っていないのは変わりなく，夜に「おとなしくしていれば寝れなくても問題ない」という状況はまずありませんから，「夜間不眠時」，「夜間不穏時」の対処方法はどちらも同じ，安全にしっかり眠ってもらうことです．

不眠時指示を確認しよう

睡眠薬（BZRA）を単独で使うことはせん妄を悪化させます．不眠時指示を再確認して，BZRA しかなかったら他の薬の指示をもらうようにしましょう（これが最重要なので，何度でも繰り返し書きます！）．ただ，もし指示をもらえなかった場合は，せん妄作用を抑える薬を一緒に使うことも考えます．たとえば，ハロペリドールやリスペリドンは不隠時指示としてでていることも多いと思います．

投薬方法：早めに＋追加をしっかり

基本的には，なるべく早い時間から使用することを考えます．入院であれば夕食後がベストです．これは，寝るまで十分に使う必要があるからです（→ p.61，基本 3）．

1 回の使用で眠れなかった場合には，追加投与も早め早めに検討します．おおよそ 1 時間を目安にするとよいでしょう．追加投与をしっかりできたら，使った薬が効くのか，効かないので変更の必要があるのか，最短 1 日で判明します．

Don't 指示された最大量まで繰り返して使わないと…追加すると…呼吸抑制が怖い？

呼吸抑制の恐れのある BZRA が不眠時指示の場合は，どこまで追加するかは十分主治医と相談してください．トラゾドン，クエチアピンなどの薬であれば，呼吸抑制を恐れる必要はありません．

Don't 追加指示をもらわずに抑制だけ行うと…日中に遷延してしまうのが心配？

翌朝に遷延を気にするのは，多くの場合遷延すると次の夜にも眠れないからですよね．しかしこの「翌日の遷延」も誤解が多いのです．本当に遷延するくらいよく効くのであれば，次の日の投与量を減らせばよいだけなので，遷延→眠れなくなることを心配する必要がありません．よくあるのは「夜眠れなかったが朝になって薬が効いてきて日中に寝てしまった」です．でもこれは，薬が効いたのではなく，薬が効果がなかったためにせん妄の昼夜逆転で日中寝てしまっただけです．

この本では安全に寝てもらうための薬を提案していますし，そもそも朝のことを心配する前に，今の安全を確保することがなによりも大事です．

追加すると…せん妄が悪化しないか心配？

これもよく看護師さんから聞きます．せん妄は意識障害ですから(→ p.24，せん妄とはなにか)，眠くなる薬を投与すればどんな薬でも必ず「せん妄が悪化」する可能性があります．これは一般に第1選択とされるクエチアピンでもまったく同じです．投与してせん妄が悪化したのではなく，せん妄があるから，使うならしっかり眠るまで使用しなければならない，と発想の転換が必要です．

薬が使いにくいために身体抑制を考えたい場合は5章（→ p.211）もみてください！

逆説のせん妄対策

定説：遷延するから薬を使えない

逆説！ せん妄対策の第一歩：本当に薬で遷延するなら，いざというとき寝てくれる手段があるので，むしろ安心

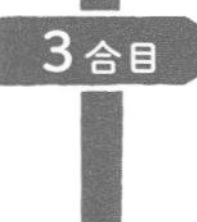

日中のせん妄なら

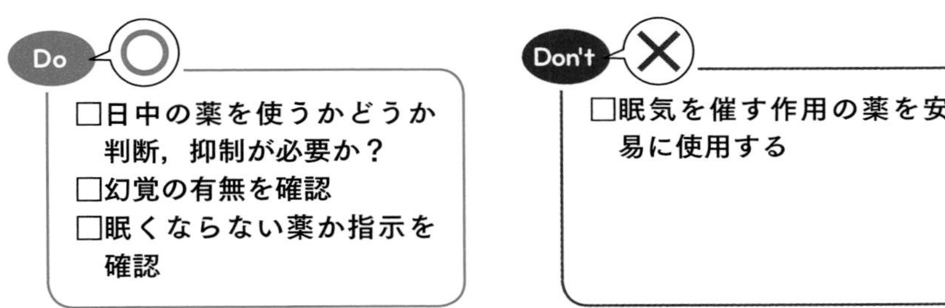

日中の薬を使うかどうか判断，抑制が必要か？

日中に不穏で困る場合にはいくつか判断が必要です．多少でも余裕があれば，７合目の「声かけ」で興奮が鎮まるか試してもよいでしょう．やりとりによって，薬の投与が必要かどうかも判断ができます．

医療安全確保のために，身体抑制は最低限必要になることがあります．この場合，身体抑制単独ではなく，なんらかの薬剤も使用することを検討したほうがよいと思います．

幻覚の有無を確認しよう

声かけの中で，幻覚の有無をうまく聞きだせるとよいでしょう（→７合目）．幻覚がある場合には，抗精神病薬で幻覚を改善できれば，幻覚で不安を感じている患者さんの不穏・興奮を抑えることにつながります．せん妄においては数少ない「治療的」な薬の使用ができます．

指示を確認，眠くならない薬かどうか

薬を使用しないと不穏がおさまらない，となった場合には，眠くならない薬かどうかを確認し，余裕があれば医師にいったん相談しましょう．

眠くならない薬は３章で解説しているとおりです．

Don't 眠気を催す作用の薬を安易に使用すると…

せん妄の第１選択に挙げられるクエチアピンは確実に眠くなる薬です．昼間にまず使う薬としては不適当です．

また，リスペリドンも軽く眠くなりますので，使うかは状況判断が必要です．多少眠くなってでも今使わなければならない / 眠くなるほうが有利，他の薬の指示がない，といった場合に使うことになります．

具体的な薬の選択肢は

たとえば，抑肝散はとてもよい選択肢となります．速効性がある，飲み口がよいので拒否されにくい，多少混乱していても「漢方」ということで受け入れてくれる患者さんがいる，などがあります．完全に抑えることができなくても，興奮が鎮まり，続いて夜間に薬剤を飲んでくれると，スムーズに１日が終了します．予防的に投与してもよいでしょう．

また，アリピプラゾール，リスペリドンなどの液剤は，お茶などの少量の水分にまぜてテーブルにおいておくと，飲んでくれることがあります．

翌日以降は，これら薬剤は病状が改善するまで予防的に定時投与をするかどうか，医師と相談してください．眠くならない薬剤ならば，予防投与でせん妄を悪化させる恐れは少ないからです．

その他，投薬テクニックについては５章（→ p.190）でも触れています．

逆説のせん妄対策

逆説! せん妄対策の第一歩：クエチアピン，リスペリドンは日中の第１選択薬としては不適切なことが多い

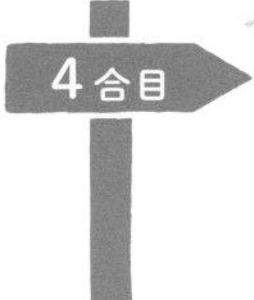

病態を考える，アセスメント

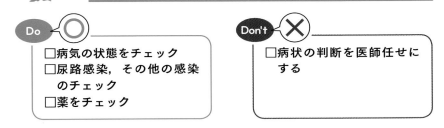

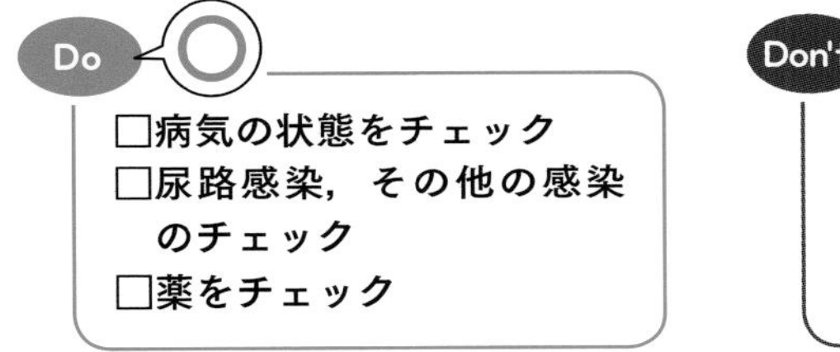

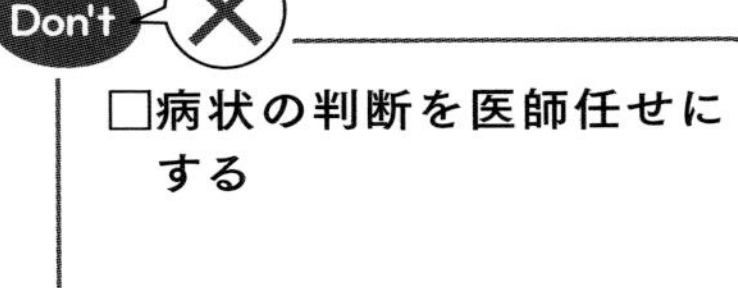

Don't
□病状の判断を医師任せにする

序盤の対応で，応急的な医療安全の確保を行ってきました．中腹の4合目からは，せん妄そのものを改善させる試みがはじまります．

病気の状態をチェック

入院のせん妄は，基本的に全身にかかわる病気によって引き起こされます．まずは直接原因となる病態をチェックします．

●せん妄を引き起こす主な病態

□感染症	□炎症反応	□脱水	□呼吸不全
□さまざまな臓器機能低下を引き起こす疾患（肝障害，腎障害，呼吸器疾患，心不全，がん，内分泌疾患など）			
□中枢神経系の疾患（頭部損傷，神経変性疾患，髄膜炎，脳炎など）			
□代謝異常（高アンモニア血症，ほか）		□電解質異常（ナトリウム，カルシウム，マグネシウム…）	
□貧血	□ビタミン欠乏	□低栄養	…など

入院した原因疾患はもちろんのこと，他に併存する病態がないかのチェックも大切です．

たとえば炎症反応は，感染はもとより，傷を治すような反応もあてはまります．術後のせん妄は，炎症の目安であるCRPの値と連動することも，外科病棟の看護師さんならよく経験するのではないでしょうか．逆に，せん妄の経過の予測にもこのような病態の把握はとても役に立ちます．病態の改善が明らかであれば，せん妄に対する薬剤を減量・中止の判断の根拠にもなります．

そのため，入院時に既往歴をしっかり確認したり，バイタルサイン，採血結果なども自分の目で確認し，医師がまだ気がついていないような病態の変化の徴候がないかアセスメントをしましょう．

尿路感染，その他の感染のチェック

病態チェックの中でも，看護師さんが日常的に接するにもかかわらず見逃しやすいのは尿路感染症です．なぜなら，尿路感染は腎盂炎になるまで，熱や白血球数，CRPなどが上がりにくいからです（→p.11，おとなしいせん妄こそ危険）．尿路感染が原因だと，抗生剤治療で速やかに改善することがよく経験されます．

薬をチェック

せん妄のもう1つの原因に薬が挙げられます．

●せん妄の原因になりやすい薬

□睡眠薬（BZRA）	□オピオイド	□ステロイド	□抗コリン薬
□ H_2 ブロッカー	□抗ヒスタミン薬	□抗がん剤	□抗パーキンソン病薬
			…など

薬剤は非常に多岐にわたります．ここに挙げた薬以外にも，抗不整脈薬，NSAIDs，抗生剤，抗真菌薬，インターフェロンなども可能性があります．

しかし，薬剤は治療上の必要性から中止できないこともあります．オピオイドのようにせん妄の原因にもなる一方で，痛みはせん妄の症状を悪化させる，といった相反する要素もあります．BZRAは急にやめることで不眠や離脱症状としてのせん妄が悪化することがあります．腰痛などへの慢性疼痛へのオピオイドは，近年治療効果が薄いと指摘されることがありますが，オピオイドも急にはやめることができません．しかし，胃薬のH_2ブロッカーはせん妄の恐れの少ないプロトンポンプ阻害薬（PPI）に変更したりできますし，抗ヒスタミン薬もアレルギーの予防などで入院中は必須ではない場合もあります．その他にも，長期的には必要でも，入院中の短期間は中止しても問題のない薬剤もあります．

せん妄の原因は1つではなく複数あることが多いため，1つの薬・原因を完全に除去するのではなく，少しでも整理するという姿勢が大切になります．看護師さんだけでは必要性の判断はむずかしいですから，薬剤師・医師と一緒にカンファレンスを行い，場合によっては緩和ケアチームや精神科など他の専門家とも相談をしていくことが重要です．

Don't　病状の判断を医師任せにすると…

炎症のときに生じる炎症性サイトカインがせん妄の原因の1つとされますが（→ p.11，おとなしいせん妄こそ危険），血液検査のCRPはこの炎症性サイトカインを受けて上昇します．しかし，上昇までには約1日必要ですから，日中にせん妄が生じてからその晩に熱がでて，翌日の血液検査で感染がわかるということがよく起こるのです．

つまり，医師が検査などで情報を得る前に，看護師さんが病態の変化の兆しを察知できるのです．せん妄は「精神の問題」と病状の上では軽視されがちなのに，実は感染症など全身にかかわる重要な病状の変化を表していることが少なくありません．

看護師さんの，「せん妄です」（精神的問題と医師も誤解しやすい）の一言だけではなく，病態の変化の徴候を観察し，伝えることが大切になってきます．

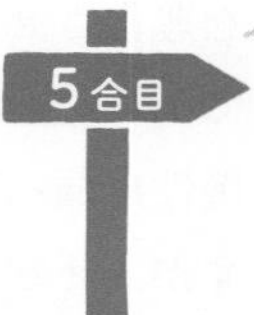

増悪因子をチェックし，症状をコントロール

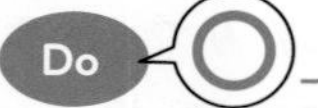

□不快な症状をチェック
□症状緩和手段を医師と相談する

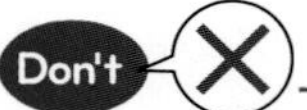

□症状緩和をせずに，せん妄薬を使い続ける

主なせん妄の増悪因子には，「症状」と「環境」があります．ここでは症状をみていきましょう．

不快な症状をチェック

なぜ症状緩和が重要なのでしょうか．せん妄は意識障害ですが，痛みや不快な症状が単独でせん妄を引き起こすことはまれです（痛みで気絶する，などがないわけではありませんが…）．この意識障害は「脳の回転が落ちた状況」ともいえます．たとえると，10年前の動作の遅いパソコンを使っていると思ってください．このパソコンで，文書をつくりながら表計算のソフトも起動して，インターネットもやって，写真を加工して，ついでに動画も見ながら…なんてことをやったらすぐにフリーズしてしまいます．

これと同じことがせん妄でも起こっています．不快な症状や生理的欲求は，非常に強い「なにかをしないと」と本能に働きかける信号です．そのため，働きの落ちた脳にたくさんの要求が殺到すると「あ゛ーー」とパニックになってなにをしてよいかわからない，とにかくその場から逃れたい，といった反応になってしまうわけです．

でも昔のパソコンでも，1つ，2つのソフトを順々に使うならいけそうです．そこで，症状をできるだけ和らげて「なんとかこなせた！」とするのが大事なのです．

●不快な症状

□痛み	□呼吸困難	□排尿障害	□便通障害
□倦怠感	□不眠	□飢餓感	…など

みなさんもよく「トイレに行ったらせん妄が落ち着いた」ということを経験していると思いますが，排尿障害は切迫した生理的欲求の代表格です．便秘やだるさもそうですし，絶飲食による飢餓感なども，切迫してくるとせん妄の興奮悪化につながることがよくあります．

症状緩和手段を医師と相談する

不快な症状をキャッチしたら，緩和手段を検討しましょう．痛みや呼吸困難といった直接的な身体症状は，鎮痛薬（NSAIDs，アセトアミノフェン，がんであればオピオイド）といった薬剤がありますし，呼吸困難は原因を改善しつつ，場合によってはモルヒネなどのオピオイドも使用されます．

また，ケアも重要です．痛み・呼吸困難の緩和には，原因や状況に応じたケアがとても有効ですし，排便/排尿障害の察知・ケアは看護師さんの腕の見せどころです．

倦怠感はなかなかこれといった方法がむずかしいですが，それでも環境整備・リラクゼーションといった方法で少しでも緩和できる手段もあります．

医師による症状緩和の治療・薬物と，看護師さんのケアを融合させて，患者さんの不快な症状を和らげられれば，自然と「この状況から逃れたい」という患者さんの不穏・イライラは少なくなっていきます．

Don't 症状緩和をせずに，せん妄薬を使い続けると…

この対策では，はじめの一歩として夜間を中心にした薬の使用をおすすめしていますが，それは2日目以降も漫然と続けましょう，という意味ではありません．

忙しい病棟業務の中では，夜間が落ち着いてくれれば後はなんとかなる，という気持ちも十分理解できます．ただ，不快な症状で患者さんがゴソゴソするというのは，QOL の低い苦しい体験ですので，原因の治療や安全確保とともに，症状緩和を進めることで，1 日でも早く落ち着いた療養生活を取り戻すことが重要です．薬はあくまで，医療安全の確保＋夜間の良眠のための，使わずにすめば越したことはない道具の 1 つでしかありません．

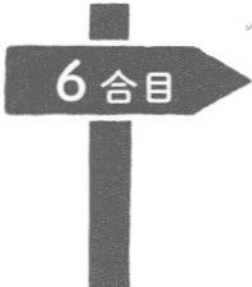

増悪因子をチェックし，環境因子を軽減

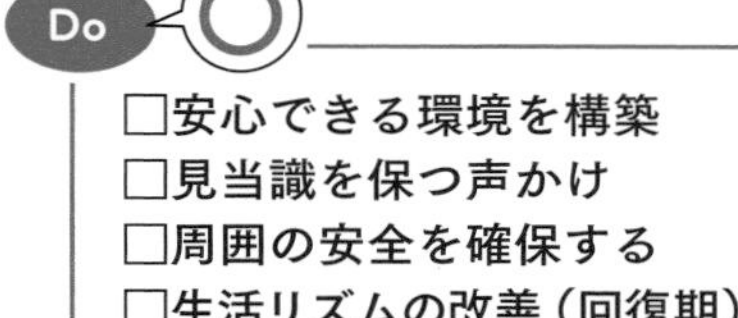

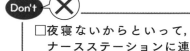

□安心できる環境を構築
□見当識を保つ声かけ
□周囲の安全を確保する
□生活リズムの改善（回復期）

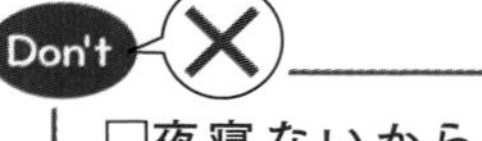

□夜寝ないからといって，ナースステーションに連れてくる

もう１つの増悪因子である環境因子について考えてみましょう．「入院したからせん妄になる」は間違いであることはすでにお話ししましたね．

安心できる環境を構築

脳の回転が落ちていて，どこかわかりにくいときでも自宅であれば場所はわかります．しかし，慣れない病院だと「ここはどこだ，家に帰ろう」となってしまいます．これらはすべて「状況が飲み込めずに，不安」という言葉で表すことができます．不安症状を和らげることで，身体症状の緩和と同じく，せん妄による不穏・苦痛を減らすことが期待できます．これはせん妄のケアの大きな目標となります．

環境調整は多岐にわたっていて，いちいち覚えるのは大変だと思いますが，「不安を和らげる，安心できる」という言葉を思い浮かべれば，自然とやるべきことがわかってきます．

●環境のチェックポイント

☑入院・ICU・照明・騒音	☑不安・ストレス	☑視力低下・聴力低下
☑可動制限（身体抑制・柵・バルーンカテーテル・ルート類）		
☑家族の状況		

これらをチェックしていきますが，たくさんあるため，たとえば以下の3つにわけてやってみるのがいいのではないでしょう．

見当識を保つ工夫

●見当識を保つ

☑カレンダー，時計をみやすく
☑時間や場所をこまめに伝える
☑窓から景色がみえるように
☑メガネ・補聴器の準備
☑予定に関する情報提供

安心できるためには，まず自分が今どうなっているかがわかることが重要です．そのための工夫がこれらです．

- **カレンダー，時計**：まずは何月何日，何時何分であることが常にわかるように，印をつけたカレンダー（手術日にマル印やすぎた日にバツ印）や，大きな時計があると便利です．病棟に準備がなければ，家族にもってきてもらいましょう．
- **時間や場所をこまめに伝える**：訪室時に「○○病院ですよ」，「今日は○月○日ですね」，「もうすぐお昼ですよ」などと話しましょう．そうすることで，患者さんは状況が把握しやすくなり，安心できます．
- **窓から景色が見えるようにする**：環境調整として，起きているときはギャッチアップしたり，ベッドの位置などで工夫しましょう．白い壁だけみえていると，不安のもとです．
- **メガネ，補聴器**：視覚・聴覚が障害されていると，状況把握しにくくなります．
- **予定に関する情報提供**：いきなり腕を取って血圧を測ったり，体位交換をしたら，「なにされるの？」と不安になります．相手がよくわかっていない，会話がつうじないなと思っていても，「○○しますね～」と声かけをすることは案外効果的です．

周囲の安全を確保する

●快適・安全な環境の構築

☑必要性の低いカテーテルの抜去
☑ルートなどをみえにくく工夫
☑最小限の身体抑制
☑センサーなども活用
☑アラーム音・環境雑音の調整
☑危険物の除去

せん妄のもう１つの目標である「安全な治療の遂行」に欠かせない要素ですが，みなさん普段からやっていることばかりだと思います．

- **必要性の低いカテーテルの抜去**：必須ではない尿量測定のためのバルーンカテーテルなどはないでしょうか．医師と相談しましょう．
- **ルートなどをみえにくく工夫**：「変な物」が体についていると，取りたくなるのは自然な感情です．「必要な管なので触らないで」といいたくなりますが，「酔っ払い・寝ぼけた人」に説得するのはあまり効果的ではありません．うまく隠して気にならないようにしましょう．
- **最小限の身体抑制**：医療安全を確保する上では，抑制がやむを得ない場合があります．ただし，身体抑制は不快でもあり，抜けだそうと暴れたくなります．バランスが重要です（→ p.211）．
- **センサーなども活用**：これまで紹介してきた薬で落ち着いてくれるなら，抑制ではなく体動センサーで代用できるかもしれません．
- **アラーム音・環境雑音の調整**：モニターの音などは不快です．ナースステーションにリモートでしらせる方法や，あるいはそのモニターは必須なのか，病棟チームで相談してみましょう．
- **危険物の除去**：もちこんでいたはさみ，カッターなどはありませんか？隠していたライター，紐状のものなども危険なことがあります．家族と相談して整理しましょう．

生活リズムの改善（回復期）

生活リズムを整えることも，快適な生活には必要となってきます．

次ページの表に挙げたようなさまざまな工夫があると思います．忘れられがちなのは24時間点滴です．常に点滴ルートで拘束されている状況になり，大変不快です．

しかし，「1日3本で」と機械的に24時間点滴になっていることが多いので，本当に夜間の点滴が必要か，医師としっかり相談しましょう．

●生活リズムの改善（回復期）

- ☑昼は明るく，夜は薄暗く（真っ暗は不安）
- ☑坐位・リハビリテーション・散歩
- ☑テレビ・ラジオをつける
- ☑24時間点滴の見直し
- ☑巡回・処置の時間

Don't　夜寝ないからといって日中ナースステーションに連れてくると…

「せん妄では昼夜リズムの改善が必要なので」と，昼間にナースステーションに車椅子で過ごす患者さん，多いですよね．

医療安全上，効率よく見守れる，人の気配が感じられる，などのメリットはたしかにあります．しかし昼間起こしておくことで，せん妄は改善するのでしょうか？

せん妄は原因のある意識障害ですから，意識障害が改善する＝原疾患が改善するということです．では，昼間に起こしていたら肺炎は治るでしょうか？いや，昼間も横になって休んでいたいですよね．

昼夜リズムの改善，これは快適な環境を目標とするより，「昼間寝てしまうと夜寝ないから」という理由でなされることも少なくありません．でも疾患で安静にしていたい患者さんを無理矢理起こすのは，むしろ逆効果です．実際，ICUで昼夜リズムの改善を図っても効果がなかったと報告もあります．敗血症が昼夜リズムを整えたら治るのか，といわれたら「それは無理だな」と感じると思います．

逆説のせん妄対策

逆説！ せん妄対策の第一歩：安易にナースステーションに連れてくるのは逆効果のことも
連れてくる理由は「夜寝ないから」？，「回復期に生活リズムを整えたいから」？

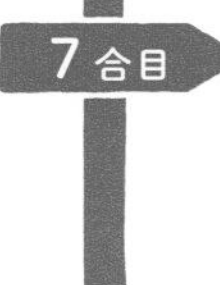

本人と会話する

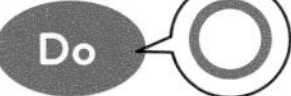

□なにが困っているか尋ねる
□不安な気持ちの存在を肯定する（共感）
□その上で，現在の状況を伝える

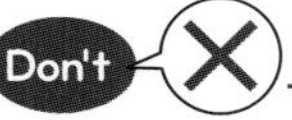

□やみくもに制止する
□患者が間違っていると強調する

体験，不安な気持ちを尊重した声かけ
傾聴し，否定せずに共感
必要なら不安軽減のためおだやかに訂正

ここからは，本人とどう会話をしたらいいかを考えていきます．コミュニケーションに正解はありませんが，要素をヒントに使ってもらえればと思います．

なにが困っているか尋ねる

この章の最初でも述べましたが，せん妄の患者さんはよくわからない体験により，不安な状況です．ここでまずすることは，安心できる声かけ，「なにかお困りですか？」です．患者さんはどうにかして欲しい，と思っているので，このような声かけは意外と重要です．

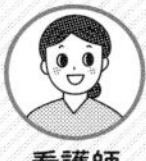

どうされましたか，なにかお困りですか？

こんなわけのわからないことされて，早く家に帰らないと
➡**状況・場所がわからず，不安を抱えていることがわかる**

不安な気持ちの存在を肯定する（共感）

相手が不安であることがわかり，相手も「こちらがなにかしてくれるかもしれない」と期待をもったとき，次の会話で大事なのがこれです．

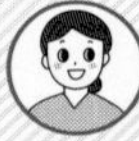

わけのわからないことをされて，早く家に帰りたい気持ちなんですね ➡**気持ちを繰り返す共感**

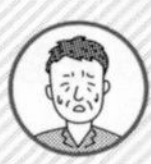
患者

そう，本当に困ってるんだよ（わかってくれるのか？　なんか助けてくれそうだ）

その上で現在の状況を伝える

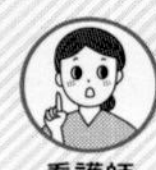
看護師

でもここは○○病院ですよ．3日前から入院されていましたよね？

患者

ん，病院なのか？（そうだったかな…）

このようにすると,「なにか困っていることを聞いてくれそう（味方)」,「不安なことを否定せずに認めてくれる」，と患者さんに認識してもらえるため，その後の提案などがとおりやすくなります．

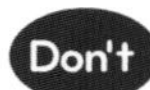

やみくもに制止すると…

逆に最初にこういってしまうとアウトです.

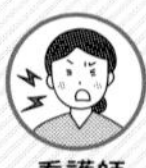

だめです，動かないでください！

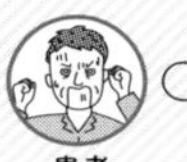

○▲・・・・はなせ！➡**なにをされるかわからず，不安**

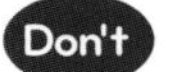

患者が間違っていると強調すると…

さらに，たたみかけるとこうなりますね.

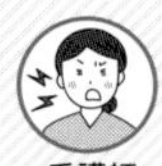

なにをいってるんですか，ここは病院ですよ．ちゃんと寝ていてください➡**否定**

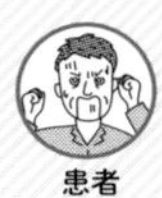

(そんなこといって，騙されないぞ！)

不安な人に，制止しながら気持ちを否定すると，その後はいうことを聞いてもらえなさそうなのは，酔っ払っている友人・上司を想像してみたら，わかるのではないでしょうか.

その後の会話例

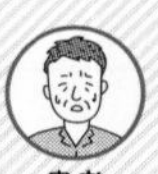
患者：病院なんてうそだろ？　仕事に行かないと…

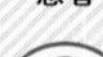
看護師：疑う気持ちも無理ないです．お仕事の最中な気もするのですね？ ➡**共感**

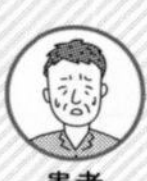
患者：そうなんだよ

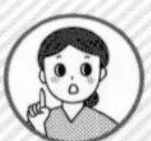
看護師：でも，ここは〇〇病院なので，不思議な状況ですね ➡**否定せずに，おだやかに訂正**

患者：いや，気が狂ってなんかいないぞ？

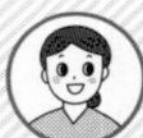
看護師：急に入院して，いろいろ大変ですよね．でも体調がわるくて入院すると，多くの人がそうなるので，けして気が狂ったとか，認知症とかではないですよ ➡**他人を引き合いに**

ここがポイントです．酔っている人が自分が酔っていることをわかるように，患者さんも自分が変であることは大なり小なり気がついています．しかし変人扱いされないか，狂っていないか，認知症ではないかと不安です．そこをどうやって安心してもらうのか…．私の必勝技が

「他人を引き合いにだす」

です．

日本人はどこか，横並びになっていると安心します．自分だけだと不安になります．ですので，「あなたは狂っていない」ではなく，「みんなそうなるので大丈夫」という声かけのほうが響きやすいと思います．

幻覚を尋ねる必勝テクニック

ここでまたでるのが必勝テクニックです．3合目で「幻覚を尋ねる」としましたね．ここまでで，患者さんにはあなたが味方なこと，気が狂っていないと安心させてくれることが，伝わっています．

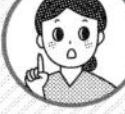

こんなとき，半分くらいの患者さんが，いないはずの人がみえたり，天井の模様が虫にみえたりすることがあります．また，昼なのに夜だったりする感じになったりもしますが，△△さんはいかがですか？➡**他人を引き合いに**

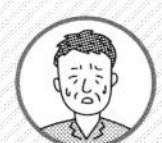

実は，だれにもいえなかったんだけど，そのカーテンに映画みたいなのがずっと見えるし，天井からなにかぶら下がってくるんだよ…

天井の模様が虫，カーテンになにか映って見えるのはかなり頻度が高いので，例としてだすとよいと思います．私が看護師さんに「患者さんは幻覚がみえているようですか？」と尋ねても「そんな物はみえないといってました」と返事が返ってくることが多いのです．しかし，その足で実際に患者さんのところに行き，必勝技を使うと，かなりの確率でこのような会話になります．

幻覚がみえているとすれば，抗精神病薬の出番です．全部の幻覚が消えるわけではありませんが，スッと幻覚が消える場合がときどきあります．また，見当識障害も同様に尋ねておくと，カレンダーや場所を伝える対策をするかどうか，よりはっきりわかってきます．

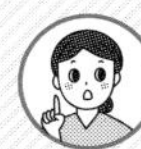

それは気持ちわるいですね．そんな症状を抑える薬を考えてもらいましょう！

それなら，飲んでみようかな．

患者さんとこちら側のニーズが一致しました．白衣の人に取り囲まれてどこでなにをされるかわからないと感じている患者さんが，こちらの差しだす薬を飲んでくれることはまずありません．しかし，患者さんが困っていることを解決する味方なら，飲んでくれるかもしれません．体感で5割以上，薬を飲んでくれる率が上がりますので，ぜひ試してみてください．仮に飲んでくれなくても，味方になっていますから，その他のことに協力してくれる可能性が高まり，お互い安心できます．

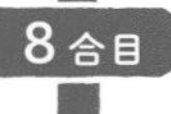

家族と会話する

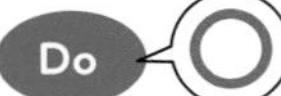

□不安な気持ちを語ってもらう
□気が変になった，認知症が悪化したわけではないと伝える

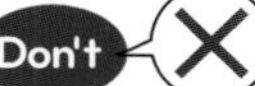

□本人のせいでこちらが困っている，と伝える
□家族に監視役を要請する

家族はどうでしょう？　大切な「家族＝患者本人」がわけのわからない行動をした…．家族も当然，強い戸惑いと先行きなどの不安を抱えています．でも，不安な人にどう対応すればよいか，これはせん妄に限らず同じことです．

不安な気持ちを語ってもらう

まず大事なのは語ってもらうことです．医療スタッフはつい説明をしたくなる本能がありますが，「正しい情報」だけでは不安は解消されません．それに加えて，感情を処理しなければならないのです．

どのような不安を，どこに感じているか，を語ってもらうことは，感情の処理「話を聞いてもらえて，わかってもらえた」の最重要な第一歩であると同時に，不安・誤解・知識不足を解消するために，こちらがどのような説明をすればよいかの手がかりになります．

気が変になった，認知症が悪化したわけではないと伝える

家族の主な不安は３つあります．１つめは，「認知症になって（悪化して）しまったのではないか，退院後も大変な状況になるのではないか」です．せ

ん妄は，基本的には原疾患•病態による意識障害ですから，「精神病」や「脳細胞の変成による認知症」とは明らかに異なります．まずはこの点を断言すると，不安は大きく和らぎます．

2つめの不安は，「治るのか」です．せん妄は原因となる疾患がありますから，答えはイエス，となります．ただ，病気が100％治ると保証することはできませんし，一部のがんのように治らない病気もあります．ここでお伝えすべきことは「病状がよくなれば回復します（だから安心してください)」です．話題はもとの病気のことではなく，せん妄が治るかどうか不安，なのですから，こう説明することに「うそ」はありません．

Don't 本人のせいでこちらが困っている，と伝えると…

このように文字にすると「そんなことはしない」と思いたくなります．しかし，実際には「昨日○○さんが大声をあげて，同室の患者さんも眠れず，点滴も抜いてしまったんですよ．看護師さんも叩かれてしまって…」のように伝えていないでしょうか．

こうすると，家族の3つ目の不安「迷惑をかけていないか，追いだされないか」がよけいに大きくなってしまいます．また，「こっちが困っている」を最初に投げかけると，家族と病棟医療スタッフが対立関係になりやすくなります．

患者さん本人はやりたくてやったわけではありません．この場合の大事な一言は「ご家族にご心配をおかけして申し訳ありません」と先手を打つことです．たいていの場合「いえいえ，うちの家族が迷惑をかけてこちらこそすみません」と，一緒にせん妄に立ち向かう仲間，として会話できます．その上で，客観的な状況と，患者さん本人のせいでこうなったのではないのだが，という言葉を添えましょう．

家族に監視役を要請すると…

これもよくやってしまうことですが，逆効果です．監視役を依頼するのは，眠ってくれずに，ルートなどの医療安全が保てないからです．われわれは，末梢ルートくらいであれば１回や２回抜いてもただちに命にかかわる物ではないとしっていますが，家族は「抜いたら死んでしまう」と思っています．

そうすると「だめ，おじいちゃん，そんなの触ったら！！！」と叱咤してしまうようになります．安心をつくることが１番大事なのに，家族の存在が怖く感じられてしまったら，元も子もありません．

また，昼夜リズムを考えれば，家族には昼間付き添って欲しいのですが，夜間の監視役として呼んでしまうと，昼間には家に帰ってしまいます．

この本では，まず夜寝てもらうことを重視しました．家族がいてもいなくても，夜寝れることが本人やまわりにとって好ましいのはいうまでもありません．なら家族には，「昼間に，本人が少しでも安心できるように，ご家族が倒れない範囲で」協力を求めるのが大切です．

医療スタッフと家族は，患者さん本人の病気を治すための仲間，ワンチームなのです．

逆説のせん妄対策

逆説！ せん妄対策の第一歩：家族を監視役として呼ぶくらいなら，しっかり薬を使って寝てもらいましょう

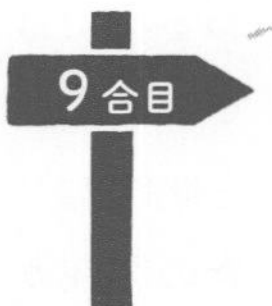

ケアをふりかえる，昨日，明日

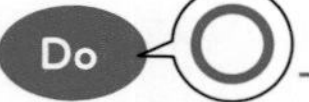

□昨日の薬剤の使用状況・効果から，今日の投与方法を相談する
□せん妄症状の変化があれば，病状の悪化をチェック

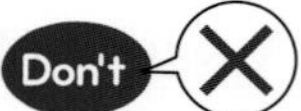

□惰性で同じケアを続ける

さあ，せん妄山もだいぶ登ってきました．頂上までは，後少しです．ここまでの対応で，身体的に危険な状況は回避され，夜間はしっかり眠り，日中は必要最小限の薬でなんとか落ち着くようになってきています．では，翌日や翌々日，なにを考えればよいでしょうか．

昨日の薬剤の使用状況・効果から，今日の投与方法を相談する

この対策に限らず，医療においてなにか1つをやれば全部うまくいく，というものはありません．とくに薬剤は個人差も大きく，最初からしっかり効く量は，別の高齢者・弱った患者さんにとっては多すぎる量になります．また，病状も刻一刻変化しますので，投与量の見直しは必須です．

まずは昨日の薬剤使用状況・効果を確認しましょう．眠れましたか？，何回追加しましたか？　たとえば，3回追加して計4錠使用しないと眠らなかったとしたらどうでしょう．今晩も1錠で開始すると，同じように繰り返しの手間がかかることが予想されます．その場合，夕食後の定期などに1回2～3錠程度使ってみるように，医師と相談してみてはいかがでしょうか．

また「夜寝なかったのに昼間は遷延」は誤解であることは触れました（→2合目）．この場合には，第1選択の薬では対応がむずかしいので，第2選択

を考えてもらう必要があります．逆に，よく寝てかつ昼間も寝ている，という場合には，真の「遷延」ですから，減量または弱い薬に変える必要があるでしょう．

このように，前日の投与方法から，今晩の薬を調整することで，多くの場合2〜3日で投与パターンが確立します．

せん妄症状の変化があれば，病状の悪化をチェック

術後，落ち着きをみせてきた患者さんが数日たって急にせん妄が悪化する，肺炎がよくなってきた患者さんのせん妄が増悪する，よくあるシーンです．「術後せん妄だから仕方ないかな，入院してるし，早く退院を」と考えたくなってしまいますが，ちょっとまってください．せん妄は身体疾患，悪化する場合には必ず理由があります．

術後の炎症が落ち着いてきて炎症性サイトカインは減少，痛みも改善，夜も寝れている…せん妄悪化の要素はありません．であるなら，なんらかの要因，術後感染・肺炎の再増悪があるかもしれません．その他のバイタルサイン・尿所見などの変化がないかもよく観察し，医師に病態把握の検査なども提案してみましょう．

Don't 惰性で同じケアを続けると…

せん妄は落ち着いた，夜は寝てくれる…そんなときに気をつけたいのが，患者さんはおとなしくしているからこのままでいいのか，という点です．

本来，薬は使用しないですむなら理想です．せん妄の薬は治す薬ではなく，「おとなしくなってもらう」薬であり，多くがせん妄の意識障害自体は悪化させてしまう可能性があります．また，抗コリン作用がある薬剤（本書では夜に使用する抗うつ薬など）は，認知機能を低下させてしまう恐れもあります．

ですから，増量だけではなく，減量についてもしっかり検討しましょう．アセスメントした病態が改善していれば，定期で使用していた薬剤を一度頓用にしてみる，などはよい対応です．すでにこの薬を飲めば寝てくれる，と

いうのがわかっていますから，減量のチャレンジもやりやすいと思います．

退院・転院の際に薬を続けるかは悩ましい問題です．転院の場合，環境が変わりますから，完全回復していない・認知症などでは，いままで落ち着いていた対処方法を転院後も継続するのは，十分理由があります．転院先で手に負えない場合，すぐに戻ってきてしまうこともあります．退院の場合は，「どこかわからない」という不安はなくなるので，一般に薬の必要性は減るといわれていますが，昼夜逆転や不眠が続いていた場合，本人や介護する側の苦痛につながります．本人 / 家族 / 医師と，個別の状況に応じて，退院・転院時の対処方法を相談しましょう．

10合目

予防策を考える

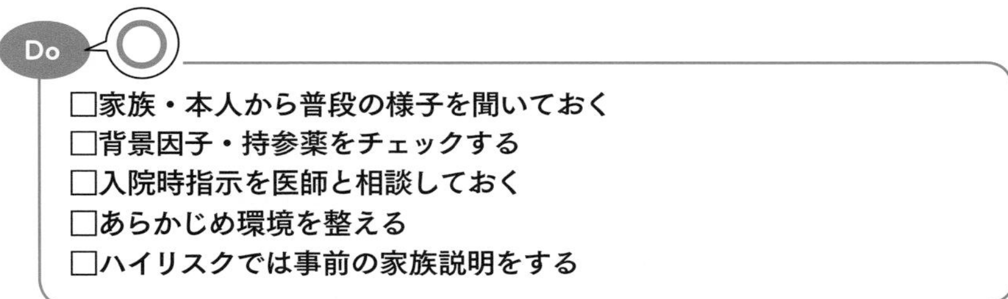

Do

□家族・本人から普段の様子を聞いておく
□背景因子・持参薬をチェックする
□入院時指示を医師と相談しておく
□あらかじめ環境を整える
□ハイリスクでは事前の家族説明をする

さて，いよいよ頂上です．目の前の患者さんのせん妄にはしっかり対応できました．次に新しい患者さんがきても，これまでのように慌てずに対応できそうです．一度は「せん妄山」を登りましたから，はじめてのときより，余裕があります．

余裕があれば，こう考えられるはずです．

「この患者さん，危なそうだから，せん妄に備えて準備しようかな」

「薬をたくさん使わなくても，ケアや工夫でなんとかなるかもしれない，だめならいつもの薬を使えば大丈夫だから」

そう，予防，要因の除去，よけいな薬をやめておく，必要最小限の抑制・薬，でなんとかなりそうです．なんのことはない，登りはじめに考えた「よくあるせん妄治療」（→ p.135）はもう目の前にあるのです．

家族・本人から普段の様子を聞いておく

入院時にこれをやっておくことが1番大切です．ADL はどうでしたか？，IADL（買い物など）はどうでしたか？，認知機能の低下が数ヵ月，数年前からなかったですか？

入院後，「このくらいは年相応の物忘れ」とつい思いがちですが，それは本当でしょうか．あらかじめ確認しておけば，的格にアセスメントできます．また，入院後に認知機能やADLの問題が明らかになった場合にも，入院前の状況を越えて治ることはありません．ですから，ケアのゴールもあらかじめ把握することができます．

背景因子・持参薬をチェックする

□70歳以上	□認知症	□睡眠薬	□重症患者
□侵襲の高い治療（予定含む）			□頭部疾患の既往
□せん妄の既往			□アルコール多飲

このような要素は，脳や身体の「よわさ」につながります．そうすると，ちょっとした体調の変化・疾病により容易に脳機能まで低下してしまう＝せん妄になってしまいます．このような要因があったら，せん妄を起こしやすい患者さんと覚悟を決めて，あらかじめ手を打つことができます．

入院時指示を医師と相談しておく

危なそうだな，と感じ取ることができたら，その日のうちに不眠時指示を確認しておきましょう．ゾルピデム，ブロチゾラムといったBZRAが指示されていませんか？　使うと間違いなくせん妄の最後の一押し，増悪させる恐れがあります．また，すでに抗精神病薬が指示されていても，これは夜間に適した指示ですか？　クエチアピンは糖尿病では禁忌，リスペリドンはどちらかといえば日中に適した指示，でしたね．

夜間に十分使える指示か，繰り返し使えるか，日中はどうか，と自分たちが使える指示をもらっておくことで，夜勤の看護師さんの負担を大きく減らせます．

あらかじめ環境を整える

せん妄のときに，カレンダーや身のまわりの物をもってきてもらっておく，補聴器・メガネを整えておく，などはとても有効です．起こってからもってきてもらうのではなく，あらかじめもってきてもらっておきましょう．このような物は，せん妄がなくても快適な入院生活に役に立つ物ばかりです！

ハイリスクでは事前の家族説明

だれしも，突然病院から「患者本人がおかしい」といわれたら困惑・不安になります．また，なにか間違った治療がされたのではないか，と誤解してしまうかもしれません．

家族への声かけ，でお話ししたとおり，認知症の悪化ではなくてもこのようなことが起こり得ること，きちっと対応していくが協力をお願いすることがあること，を予告しておくと，家族の衝撃を和らげることができます．

いかがだったでしょうか．頂上からふもとを眺めてみましょう．登ってきた道はどんな感じでしたか？

もとの病気をしっかり治療しつつ，本人・家族の安心を高めるケア・環境調整しながら，生じた苦痛（せん妄・不眠・症状）の緩和を適切に行っていく，せん妄は特別な人ではなく，寝ぼけている，酔っているなど，身近な人と同じ対応でよい…これはすべての人にあたり前に提供される医療・看護そのものです．

つまり，せん妄対策はなにも特別なことはありません．登ったことのないけわしい山だと思うから大変に思えるだけで，楽に１度登れればなんのことはない，いつもやっていることを，いつもどおりやればいいだけなのです！

逆説のせん妄対策

逆説! **せん妄対策の第一歩：せん妄対策は，特別ではない．いつもどおりのことをやればいいだけ**

もっとくわしく 飲めないときの睡眠薬

ベンゾジアゼピン受容体作動薬（BZRA）は，大半が飲み薬となっています．そのため，せん妄時・内服困難時などでは，選択肢が限られてしまい，看護師さんの泣かせどころとなっています．

一般に注射剤は，ミダゾラム，ジアゼパム，フルニトラゼパムの3つが使用されており，さらに適応外ではあるものの，ロラゼパム注も販売はされています．

ミダゾラムは呼吸抑制，ジアゼパム，フルニトラゼパムは長すぎる作用時間のため使用に注意が必要で，ロラゼパムは高価であるという欠点があります．しかし，BZRAは一般に脂溶性が高く（分配係数が大きく[1]），実は粘膜吸収されることはあまりしられていません．

一般名	主な商品名	オクタノール / 水　分配係数
ジアゼパム	セルシン®，ホリゾン®	309
ミダゾラム	ドルミカム®	54
ロラゼパム	ワイパックス®	73
トリアゾラム	ハルシオン®	43
アルプラゾラム	コンスタン®，ソラナックス®	19
フルニトラゼパム	サイレース®	48
エチゾラム	デパス®	354

［D.J.Greenblatt, et al：*In vitro* quantitation of benzodiazepine lipophilicity：relation to *in vitro* distribution. *BJA* 55 (10)：985-989，1983および各添付文書をもとに著者作成］

舌下投与で保険適用があるBZRAはありませんが，実用上は問題が少なく，在宅医療や緩和ケア領域では比較的有名な投与方法です．せん妄においては，舌下投与だと誤飲や挿入する看護師さんの指が噛まれるリスクなどが懸念されますが，歯茎と頬粘膜の間に錠剤を入れることで，このような危険を減らすことができます．

本書で紹介しているロラゼパム，ロルメタゼパムはもとより，エチゾラム（デパス®），アルプラゾラム（コンスタン®，ソラナックス®），ブロチゾラム（レンドルミン®）といった薬剤がある程度の使用実績があります．また，口腔粘膜吸収のため，腸閉塞などの場合にも効果が期待できます（ブロチゾラムOD錠は粘膜吸収される前に唾液とともに飲み込んでしまうことが多く，粘膜吸収は期待しにくいです）．

ミダゾラムが使用しにくい現場でも，医師・薬剤部などと相談しながら，使用してみる価値はあるかもしれません．

もっとくわしく COVID-19 とせん妄

2022 年になっても，COVID-19 が医療現場に負担を与えています．COVID-19 では，炎症，呼吸不全，臓器障害，高齢者が重症化しやすい，などのせん妄リスクが重なっています．また，個室・呼吸管理による拘束感など，環境因子としてもせん妄が増悪しやすくなっています．しかしながら，厳重な感染防御対策を行いながらの医療ケアとなるため，せん妄対策においても医療スタッフへの負担軽減が求められます．

本書で取りあげているせん妄への薬剤使用，とくに「初心者にも」の薬剤は，呼吸抑制のリスクが低く肺炎患者さんにも使用しやすいことから，COVID-19 患者さんへも適応しやすくなっています．一方，せん妄症状を悪化させる呼吸困難への対応も必要になりますので，一緒にみていきましょう．

▶呼吸困難への治療の原則

呼吸困難の緩和手段の 3 本柱は，「MST」です．

●呼吸困難の 3 大治療

M	S	T
モルヒネ（morphine）	ステロイド（steroid）	抗不安薬（tranquilizer）

その他の治療・ケア

低酸素：酸素投与	去痰薬	顔に冷たい風をあてる

M：モルヒネ（morphine）（オピオイド）

呼吸困難に対する薬物療法の主軸は，モルヒネ（オピオイド）です．一般医療スタッフには「呼吸抑制で危ない！」という誤解が広まっていますが，これは大きな誤りです．

救急外来で呼吸困難を訴える患者さんは，基本的には頻呼吸で，多くの場合は浅い呼吸となっています．そのときどう声かけするかというと，「ゆっくり深呼吸して！」ではないでしょうか．つまり「呼吸抑制してください！」なのです．モルヒネの呼吸抑制作用は，呼吸数減少です．苦しいあまり頻呼吸になっている患者さんが，意思の力で呼吸抑制するのはむずかしいので，薬物で呼吸抑制（ゆっくり深呼吸）することで改善が見込めます．

モルヒネは，最重症のCOPD患者さんに使用しても，1日30 mgまでは呼吸状態（PaO_2，$PaCO_2$）を悪化させずに呼吸困難を軽減することが示されています[2]．また，呼吸数が約8回/分以下にならないと酸素低下などは起こらないとされています．

私は，普通の肺炎により呼吸数が30回/分前後で，リザーバーマスクで酸素15 L投与してもSpO_2が70%程度の患者さんが，少量のモルヒネを1回注射で投与するだけで，呼吸数20～25回/分程度に低下，SpO_2が95%程度まで回復するような症例をよく経験しています．呼吸困難だけでなく，呼吸状態を改善させるためにも，頻呼吸の患者さんには，呼吸数が15～25回/分の範囲を目標に，オピオイドの投与を試すべきだと思います．

オピオイドの使用量の目安などについては次ページの表にまとめています．モルヒネは幅広い適応症をもっていますが，腎障害時に使用できない欠点があります．その場合は，保険適用内だけで対応することは困難です．

S：ステロイド（steroid）

炎症による気道の狭窄などを改善する効果が期待されます．中等症以上のCOVID-19ではステロイドはすでに使用されている場合が多いでしょう．軽症のCOVID-19において，ステロイドを投与することは推奨されていません（病態を悪化させる恐れがあります）．

T：抗不安薬（tranquilizer）

不安が呼吸困難を助長することから，使用により改善効果が期待されています．ただ，抗不安薬の単独使用で改善するかは見解が定まっておらず，モルヒネと併用することで有効とされます．肺炎患者さんにモルヒネと抗不安薬を投与すると，せん妄の危険性が一層高まるため，せん妄対策の薬剤の併用はほぼ必須となります．

● COVID–19 治療時の呼吸困難へのオピオイド

飲めるとき

薬剤	製剤	用量	保険適用
コデインリン酸	コデインリン酸末・コデインリン酸錠	1 回 10 ～ 20 mg（～ 1 日 180 mg）	<保険適用症名> 咳
・肝臓でモルヒネに代謝されるため，薬効は同じ．咳・呼吸困難に確実な効果．腎障害で蓄積．15 mg= モルヒネ 2.5 mg			
モルヒネ	モルヒネ末	1 回 2.5 mg（～ 1 日 30 mg）	<保険適用症名> 激しい咳
・咳・呼吸困難に確実な効果．腎障害で蓄積．肝障害には影響を受けにくい．1 回 2.5 mg は吐き気がでにくい．			

腎障害でも使える			
トラマドール	トラマール OD 錠 25 mg	1 回 12.5 mg（～ 1 日 150 mg）	<保険適用症名> 慢性疼痛
・オピオイドとして，呼吸困難にもある程度の効果．鎮咳作用も可能性あり．12.5 mg= モルヒネ 2.5 mg で吐き気がでにくい．			
ヒドロモルフォン	（徐放錠）ナルサス 2 mg	1 日 1 回 2 mg（～ 4 mg）	<保険適用症名> がん疼痛のみ
・モルヒネ類似の効果で，呼吸困難にも効果．肝腎障害でも使用しやすい．速放錠 1 mg は 1 回量がやや多い．がん疼痛のみの保険適用． ・1 日 1 回の内服は医療スタッフの感染リスクを抑えられる．			
フェンタニル	（貼付剤）フェントス（テープ）	1 日 1 回 0.5 mg（～ 1 mg）	<保険適用症名> がん疼痛・慢性疼痛
・呼吸困難にはある程度の効果が期待される．1 日 1 回の貼付は，医療スタッフの感染リスクを最小限に抑えられる．			

飲めないとき

薬剤	製剤	用量	保険適用
モルヒネ	モルヒネ注 10 mg/1 mL	1 回 3 mg または 1 日 10 mg 持続注（～ 1 日 30 mg）	<保険適用症名> 激しい咳
・咳・呼吸困難に確実な効果．腎障害で蓄積．肝障害には影響を受けにくい．			

腎障害でも使える			
トラマドール	トラマール注 100 mg/2 mL	1 回 12.5 mg または 1 日 50 mg 持続注（～ 1 日 150 mg）	<保険適用症名> 慢性疼痛
・オピオイドとして，呼吸困難にもある程度の効果．鎮咳作用も可能性あり．			
オキシコドン	オキファスト	1 回 3 mg または 1 日 10 mg 持続注（～ 1 日 30 mg）	<保険適用症名> がん疼痛のみ
・ある程度は呼吸困難にも効果．腎障害でも使用しやすい．がん疼痛のみの保険適用．			
フェンタニル	（貼付剤）フェントス（テープ）	1 日 1 回 0.5 mg（～ 1 mg）	<保険適用症名> がん疼痛・慢性疼痛
・呼吸困難にはある程度の効果が期待される．1 日 1 回の貼付は，医療スタッフの感染リスクを最小限に抑えられる．			
フェンタニル	（注）フェンタニル注	1 日 100 μg（～ 300 μg）持続注	<保険適用症名> 激しい疼痛 全身・局所麻酔の鎮痛
・呼吸困難にはある程度の効果が期待される．作用時間が短いので，1 回では効果が期待しにくい．			

▶せん妄対策

COVID-19においても，せん妄対策の基本概念は，本書で触れたとおりです．呼吸不全患者さんですので，呼吸抑制作用のあるBZRAを主軸にしにくくなりますが，本書はもともとBZRA以外の薬剤を中心にしています．しかし，COVID-19患者さんのケアにおいては，投与回数をできるだけ少なくすることが求められる点は異なってきます．とくに重症患者さんでは他の医療手段にも手間が取られますので，「おだやかな薬を継ぎ足しながら」という投与方法は適さない場面が増えてきます．

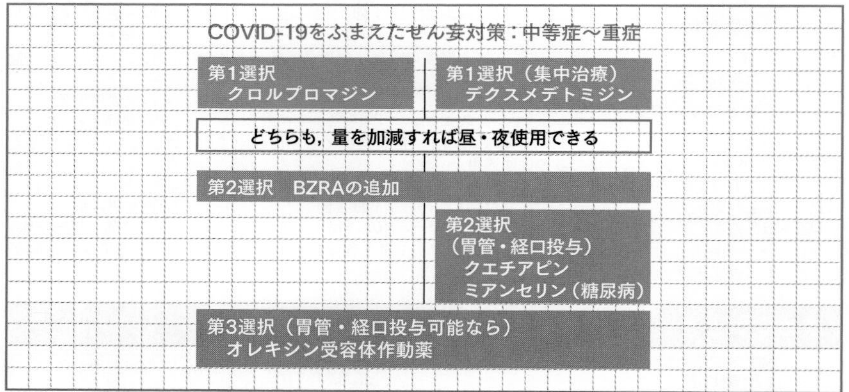

軽症

内服が可能な程度の軽症隔離患者さん・自宅療養患者さんであれば，本書の対策で十分対応可能と考えられます．

中等症～重症

呼吸管理が必要になるため，昼・夜にわけた対策ではなく，昼夜ともに医療安全を確保する必要がでてきます．そのため，日中に一定の鎮静作用のある薬剤を投与し続けなければならないことも多くなります．逆に，遷延についてはあまり問題となりません．

比較的使用しやすいのは，クロルプロマジンです．他の薬剤より比較的強めの催眠作用があり，少ない投与回数ですむ可能性が高くなります．やや抗コリン作用が強くて認知機能への影響がでやすい欠点は，COVID-19の治療（とくに酸素デバイス）を考えると，昼間の軽い鎮静（意識状態低下＝認知機能低下）も併用することが多く，問題になりにくいです．しかし，収縮期血圧が90 mmHg以下の患者さんには使用しにくい面があります．

もう1つの軸は，デクスメデトミジン（DEX）です．こちらも日中・夜間をとおして使用しやすく，調節性のよさが好ましくなります．同じく血圧低下作用はありますが，調節で乗り切れる場合も多くなります．デクスメデトミジンとクロルプロマジンの併用は避けたほうがよいことに留意してください．

この2剤でむずかしい場合は，最小用量のBZRAを加えていく方向性を検討します．あるいは，経鼻胃管などからの経口薬併用も検討していきます．クロルプロマジンを使用している場合は，作用機序から有効性が見込みやすいのは，BZRA，オレキシン受容体作動薬（ベルソムラ®，デエビゴ®）などが挙げられます．

もっとくわしく せん妄予防の診療報酬

本書は「せん妄予防はゴールに近い」というスタンスで，まずはせん妄が起こったときの対策を考えてきました．しかし，ゴール＝1番大事な介入の1つということです．せん妄対策はこれまで診療報酬でまったく評価されてきませんでしたが，2020年にせん妄予防に対する加算が設定されました．

せん妄ハイリスク患者ケア加算（100点）：要約

施設基準に適合しているものとして届け出た保険医療機関に入院している患者であって，せん妄のリスク因子を確認し，その結果に基づいてせん妄対策の必要を認め，当該対策を実施した場合に，入院期間中1回に限り算定する．

注意点

- 急性期医療を担う保険医療機関の一般病棟において，全ての入院患者に対してせん妄のリスク因子の確認を行う．
- せん妄のリスク因子の確認およびハイリスク患者に対するせん妄対策は，各保険医療機関において作成したチェックリストに基づいて行う．
- 該当したハイリスク患者を当該入院期間中1回に限り算定する．
- せん妄のリスク因子の確認は患者の入院前または入院後3日以内に行う．

［厚生労働省：診療報酬の算定方法の一部改正に伴う実施上の留意事項について．〔https://www.mhlw.go.jp/content/12400000/000604939.pdf〕，p.81，（最終確認 2022年6月6日）をもとに著者作成］

せん妄のリスク因子のチェックリストは，厚生労働省から示されていますが，本書でも述べた準備因子とほぼ同様です．

せん妄のリスク因子の確認

- □ 70 歳以上
- □ 脳器質的障害
- □ 認知症
- □ アルコール多飲
- □ せん妄の既往
- □ リスクとなる薬剤（特にベンゾジアゼピン系薬剤）の使用
- □ 全身麻酔を要する手術後またはその予定があること

ハイリスク患者に対するせん妄対策

（リスク因子に 1 項目以上該当する場合は，以下の対応を実施）

- □ 認知機能低下に対する介入（見当識の維持等）
- □ 脱水の治療・予防（適切な補液と水分摂取）
- □ リスクとなる薬剤（特にベンゾジアゼピン系薬剤）の漸減・中止
- □ 早期離床の取り組み
- □ 疼痛管理の強化（痛みの客観的評価の併用等）
- □ 適切な睡眠管理（非薬物的な入眠の促進等）
- □ 本人および家族へのせん妄に関する情報提供

［厚生労働省：せん妄ハイリスク患者ケア加算に係るチェックリスト．〔https://www.mhlw.go.jp/content/12400000/000603917.pdf〕，p.20，（最終確認 2022 年 5 月 23 日）より引用］

このような項目に 1 つでもチェックが入れば，ハイリスク患者さんとして，行うべき対策を考えます．対策のチェックリストも同様に示されています．

この加算は，全患者さんに対して入院時に 1 回アセスメントをすることが必要ですが，スクリーニングと対策をわずかなチェックだけで確認することができます．また，その後の継続的なケアまでは義務化されていないため（2021 年現在），導入しやすい対策となっています．このような項目を電子カルテなどにテンプレートとして準備するとよいでしょう．

アセスメント・ケアの継続的見直しは重要ですが，いきなり完璧を求めるのではなく，多忙な業務の中でも，徐々に普及・整備させていくことが期待されている加算となっています．

次ページに，せん妄ケアのポケットガイドも掲載しています．行うべきケアは，予防でも起こった後でもほとんど変わりません．そのため，この加算にも対応したものになっていますので，参考にしてみてください．

入院患者せん妄ケアガイド

『あの時は本当に怖かった…』患者さん自身がつらい体験．
せん妄対策は「原因除去」と「環境調整などのケア」が最も重要．
患者さん・ご家族にとって安心・安全な入院生活を目指します．

Step 1：何か変？いつもと違う感じ？

家族に確認
「普段と違いますか？」
性格・生活状況

- □興奮している
  イライラ，ソワソワ，暴力的，
  点滴やドレーンを頻繁に触る
- □活気がない
  ウトウト，日中も閉眼して過ごす，
  要望を聞いても返答しない
- □時間・場所・人がわからない（見当識障害）
  時々つじつまの合わない会話になる，
  会話が止まってしまう
- □ないものが見える，聴こえる（幻視，幻覚，誤解）

Step 0：予防対策

※1項目でも該当すればハイリスク

ハイリスクcheck！

- □70歳以上
- □認知症
- □睡眠薬
- □重症患者
- □侵襲の高い治療（予定含む）
- □頭部疾患の既往
- □せん妄の既往
- □アルコール多飲

夜間の指示の再確認
睡眠薬の単独使用は避ける/追加指示は病棟で実施可能？
本人・家族へ情報提供・Step3もチェック・実施

1つでも当てはまれば

Step 2：DST（せん妄スクリーニングツール）

A項目をすべて評価します．

現実感覚
夢と現実の区別がつかなかったり，ものを見間違えたりする．例えばごみ箱がトイレに，寝具や点滴のビンが他のものに，さらに天井のシミが虫に見えたりするなど

活動性の低下
話しかけても反応しなかったり，会話や人とのやりとりが億劫そうに見えたり，視線を避けようとしたりする．
一見すると“うつ状態”のように見える

興奮
ソワソワとして落ち着きがなかったり，不安な表情を示したりする．あるいは点滴を抜いてしまったり，興奮し暴力をふるったりする．時に鎮静処置を必要とすることがある

気分の変動
涙もろかったり，怒りっぽかったり，焦りやすかったりする．あるいは，実際に泣いたり，怒ったりするなど感情が不安定である

睡眠-覚醒リズム
日中の居眠りと夜間の睡眠障害などにより，昼夜が逆転していたり，あるいは一日中傾眠状態にあり，話しかけてもウトウトしていたりする

妄想
最近新たに始まった妄想（誤った考えを固く信じている状態）がある．例えば「家族や看護スタッフがいじめる」「医者に殺される」など言ったりする

幻覚
幻覚がある．現実にはない声が聞こえる．実在しないものが見える．現実的にはありそうにない不快な味や臭いを訴える(口がいつも苦い,しぶい．嫌なにおいがするなど)．「体に虫が這っている」などと言ったりする

1つでも該当したらB項目に進みます

B項目をすべて評価します．

見当識障害
見当識（時間•場所•人物などに関する認識）障害がある．例えば昼なのに夜と思ったり，病院にいるのに自分の家だと言うなど，自分がどこにいるかわからなくなったり，看護スタッフを「孫だ」と言う，身近な人の区別がつかなかったりするなど

記憶障害
最近急激に始まった記憶障害がある．例えば，過去の出来事を思い出せない，さっき起こったことも忘れる

1つでも該当したらC項目に進みます

C項目をすべて評価します．

精神症状の発症パターン
現在ある精神症状は，数日から数週間前に急激に始まった．あるいは，急激に変化した

症状の変動
現在の精神症状は1日のうちでも出たり引っ込んだりする．例えば，昼頃は精神症状や問題行動なく過ごすが，夕方から夜間にかけて悪化するなど

C項目のいずれかが該当した場合はせん妄の可能性あり対応を開始してください．

右ページへ

Step 3：評価とそれに基づくケア（1）からだの状況

	項目	看護師のケア	医師と相談
病態	□感染，炎症 □高 Ca，低 Na（電解質） □脱水 □臓器障害（肝，腎，心…） □貧血 □その他（低栄養，ビタミン）	バイタルサインの変化 尿所見（混濁・匂い） 水分摂取状況・皮膚 / 浮腫所見の確認 検査データの見直し	各種検査の依頼 （必要に応じ尿検査も） 点滴等での治療
薬	□睡眠薬　□H_2 ブロッカー　□オピオイド　□ステロイド □抗コリン薬　□抗ヒスタミン薬　□抗がん剤など	投与薬剤 check	医師に再確認 変更・減量の相談
症状	□痛み	• 十分な鎮痛薬投与	• 鎮痛指示の見直し
	□呼吸苦	• 呼吸状態 check，涼しい室温，空気の流れ，薬剤	• 酸素投与，呼吸苦緩和指示
	□便通・尿意	• 排泄状況 check，残尿，カテーテル閉塞	• 便通薬などの調整
	□不眠	• 睡眠指示 check，夜間の巡回などの工夫	• 不眠時指示の見直し
	□その他	• 不快な症状の緩和に努める	• 治療・症状緩和指示

状況が分からず不安→不穏　安心できる環境を！

Step 4：評価とそれに基づくケア（2）まわりの状況

チェック項目　□入院・ICU・照明・騒音（入眠妨害の有無）□不安・ストレス　□視力低下・聴力低下　□可動制限（身体抑制・柵・バルンカテーテル・ルート類）□早期離床　□家族の状況

見当識を保つ
- カレンダー，時計を見やすく
- 時間や場所をこまめに伝える
- 予定に関する情報提供
- 窓から景色が見えるように
- メガネ・補聴器の準備

快適・安全な環境の構築
- 必要性の低いカテーテルの抜去
- ルートなどを見えにくく工夫
- 最小限の身体抑制
  センサーなども活用
- アラーム音・環境雑音の調整
- 危険物の除去

生活リズムの改善
- 昼は明るく，夜は薄暗く
  （真っ暗は不安）
- 坐位・リハビリテーション・散歩
- テレビ・ラジオをつける
- 24 時間点滴の見直し
- 巡回・処置の時間

安心を向上：本人の不安・家族の不安への配慮と，一緒にケアをする姿勢

本人へ
- 体験・不安な気持ちを尊重した声かけ
- 傾聴し，否定せずに共感
- 必要なら不安軽減のため穏やかに訂正.

家族へ
- ✕監視役としての付き添い → ○本人が安心できるために
  可能な範囲で依頼
- 十分に想いを聴き，せん妄の説明（対応例参照）
- 本人が安心できる環境への協力依頼
  カレンダー，時計，写真，趣味の物…

対応の例

- 患者の話を否定せず，よく分からずに不安であることに十分理解 / 共感を示す．より安心をひきだす対応を心がける．
- 説得は無効．問い詰めたりしない．→本人が不穏になるにはそれなりの理由がある（苦痛・錯覚・幻覚からくる恐怖）
- 間違った認識の助長になるため，話を適当に合わせてあしらわない．

○		✕	
○会社にいる気がするんですね．ここは病院なので不思議ですね	共感＋おだやかな訂正	✕お仕事続けていてくださいね	助長
○変なものが見えたりすると，不安になりますよね．	共感	✕そんなところに何もありません！	強い否定
○でもよくあることで，精神異常や認知症ではないですよ．	安心		
○管が気になりますよね．邪魔でごめんなさいね（さりげなく目につかないように工夫する）	共感＋安全確保	✕この管は大事なので，触っちゃダメですよ！！	説得
		✕さっきも言いましたよね，覚えてませんか？	問い詰め
○今は何日，何時ですよ．○○病院の 5 階病棟ですね．	見当識	✕はいはい夜ですよ（夜と勘違いしてるのに）	助長
○あと 30 分で昼ご飯ですよ	見当識		
○これから，ガーゼ交換しますね．	安心	✕動かないで！！	何をされるか分からず，不安

家族への対応：想いを十分傾聴．不安な家族に配慮して協力依頼．資料などを使って病態説明

○ご本人も不安なので，安心できるようにご協力して頂けますか？
○精神異常や認知症ではありません．体が落ち着けば元に戻ります．
○ご家族にもご心配をおかけしてすみません．

✕暴れて危険なので付き添ってください
家族も不安→ときに反発も招く
大切なのは一緒にケアする姿勢

［せん妄 .jp.〔http://hey-ocha.p2.weblife.me/index.html〕（最終確認 2022 年 5 月 23 日）より引用］

文献

1 D.J.Greenblatt, et al：*In vitro* quantitation of benzodiazepine lipophilicity：relation to *in vitro* distribution. *BJA* 55 (10)：985-989, 1983

2 Ekström MP, et al：Safety of benzodiazepines and opioids in very severe respiratory disease：national prospective study. *BMJ* 348：g445, 2014

第5章

Q & A

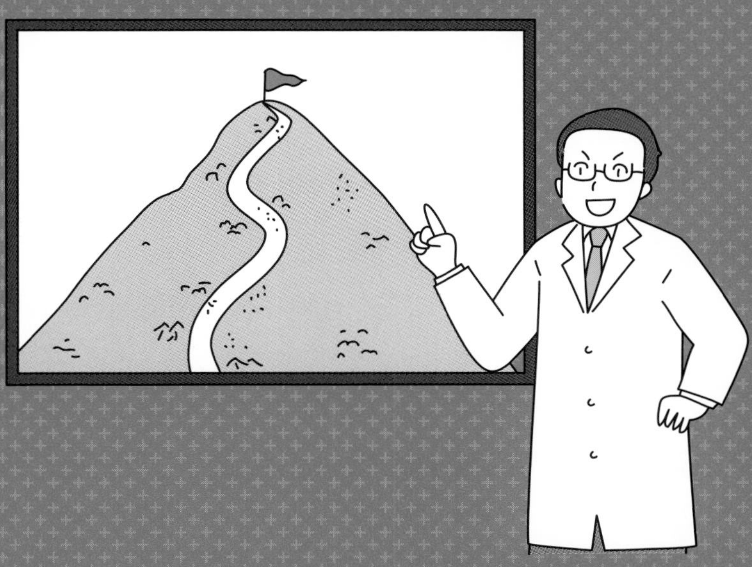

予防してもうまくいきません

Q1 いくらせん妄予防をしてもやっぱりせん妄が起こります．予防できないものでしょうか？

A1 せん妄予防よりも，まずせん妄発症後に備えることが先

せん妄予防に力を入れていて，すばらしいですね．ぜひ続けてもらいたいと思います．ただ，せん妄がゼロになることを期待して行うと，「やっても意味がない」と徒労感が強くなってしまうかもしれません．

DELTA（DELirium Team Approach）プログラムといって，複合的な介入によりせん妄の発症が3割以上低下したという，世界的にみてもすばらしい日本の研究があります[1]．しかし，逆にいえば緻密なせん妄対策を行っても，6～7割のせん妄は発症してしまうことになります．また単一のせん妄予防だけではまったく効果がなかった，ということも少なくありません．

これはある意味あたり前で，入院でのせん妄とは「急性の多臓器障害によって起こった意識障害」です．肺炎や胆管炎，手術後の全身的な病状の影響が，単純なケアだけで簡単におさまったら，それこそびっくりしてしまいます．

そこで，まず以下の2つをやってみるのはいかがでしょうか．

①睡眠薬（BZRA）を不用意に追加しない

睡眠薬もせん妄の原因の1つです．自分たちの不眠時指示でせん妄を発症させないことが大事です（ただ，もともと起こしてはいけないことが起こらないだけなので，予防効果は実感しにくいです）．

②安全・快適な環境を整える

厳密にいうと予防ではありませんが，あらかじめ環境を整えることで，たとえせん妄が起きてもせん妄患者さんに余計な負担をかけない工夫をしま

す．こうすることで，暴れて興奮状態にならずに，ぼんやりはしてても安心して過ごせるようになります．これは，せん妄に限らずすべての入院患者さんに提供するのがのぞましいものです．

せん妄予防は，「いつもやっているはずのことを，あたり前に行う」です．劇的になにかが変わることを目指すものではありません．

いくら予防してもせん妄患者さんは半分にもならないことを考えると,「せん妄が減らなくて困る」という問題の本質は，けしてせん妄予防の成功 / 失敗ではなく，せん妄が起こった後の対処がうまくいってないことです．そのことに気がつくと,「予防しても意味がない」と落ち込まずにすむと思います．

本書には，せん妄が起こったときにどう対応すればよいか，というヒントが多く紹介されています．それらを読み，まずは事後の対応を身につけることが得策です．それから，せん妄の対応に困ることが少なくなった余裕を利用して，前述の DELTA プログラムをはじめとした，数々のより高度なせん妄予防策を検討することがよいと思います．

認知症とせん妄，区別がつきません

Q2 高齢の患者さんが夜中，様子がおかしくなります．どこまでが認知症の症状で，どこからがせん妄の症状と考えればよいでしょうか？

A2 認知症でも，せん妄でも，やることは同じ

これは多くの現場で聞かれる質問ですね．もちろん，“正確に診断し，その診断にもとづいて適切に対処する”ことが医療の基本であることは間違いありません．

しかし実際問題として，目の前の患者さんの不穏の原因が，認知症によるものなのか，あるいはせん妄によるものなのかによって，今行う対処が変わるでしょうか？　たとえば「認知症の不穏ならルートを自己抜去したとしてもなにも対処しない」，「せん妄の場合には薬を使う」などと区別するでしょうか．…しませんよね．認知症であろうがせん妄であろうが，医療安全を保

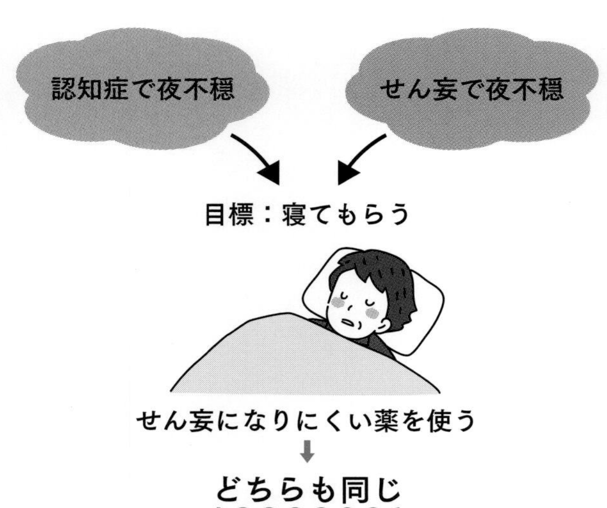
認知症で夜不穏
せん妄で夜不穏
目標：寝てもらう
せん妄になりにくい薬を使う
どちらも同じ

つことが第一なのは変わりありません．これが普通の医療と，せん妄対策の大きな違いです．「不穏」の原因が認知症かせん妄か，を区別することにさほどの意味はありません．対応する薬剤もほぼ同じで，どちらが原因であっても，入院した病気の治療を受けてもらうことが大事です．

もちろん「認知症だから仕方がない」と，せん妄の対応をしないことも間違いです．認知症は脳が弱っている状況ですから，ちょっとした身体的原因で顕著なせん妄になってしまいます．ですから，せん妄の原因を探って除去すること自体はとても大切になります．

さて，ではどんなときに認知症とせん妄を区別するのが重要になるのでしょうか．それは，せん妄対策のゴールを決めるときです（→ p.27，認知症との違い）．ゴールを設定するときに，もとの認知症の日常生活の程度以上に，しっかりしてもらうことはのぞめません．認知症は改善しませんから，無理なゴールを求めて薬や対策を重ねることは副作用ばかりで意味がありません（もちろん，ケアの継続は必要です）．あらかじめ，家族や知人に，もともとどのような認知機能・生活状況だったのかを聞いておくのが大事です．

いつ予防や評価を行ったらよいですか？

Q3 せん妄の予防と対策のための評価，環境調整，ケアなどはいつ行えばよいでしょうか？

A3 入院時に，ほとんどの患者さんで有用な，せん妄への備えをしておくのがおすすめ！　せん妄患者さんへのケアは，その他の患者さんにも快適な環境を提供できます

本書はせん妄発症後を中心に解説していますが，もちろんせん妄発症を少なくできることに越したことはありません．Q1でも触れていますが，身体疾患によるせん妄（意識障害）そのものを予防することは困難です．しかし，BZRAなど，せん妄発症に至る最後の一押し，あるいは症状悪化につながる薬剤の不用意な投与などは防ぐことができます．

せん妄予防には，不眠時，日中の不穏時の指示の再確認がとても重要です．診療報酬でせん妄予防に対する加算もありますので（→ p.176），せん妄発

入院時にやったほうがよいこと

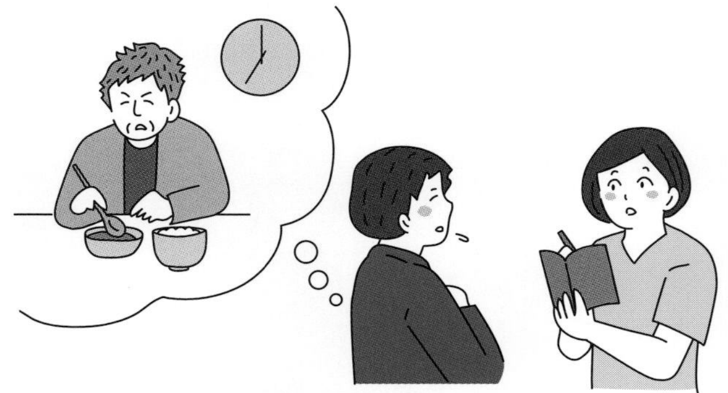

☑ 夜間や不穏時指示の再確認
☑ 家族・知人に普段の生活状況を尋ねておく

症リスク評価はまず入院時にスクリーニング的に行うのがよいでしょう．超高齢社会で，せん妄発症リスクのまったくない人の入院のほうが珍しいため，けして無駄にはなりません．家族・知人が付き添って来られることの多い入院時は，普段の生活状況（認知機能含む）を聞いておくチャンスです．

では，対策のほうはどうでしょうか．せん妄の患者さんへのケアは，安全・安心を高めるためのケアそのものです．見当識を保つための工夫（あるいは見当識が保たれているかどうかの確認），危険物やルートなどの整理は，程度の差はあれどんな患者さんにも必要なことです．「せん妄の患者さんのみに適用され，一般の患者さんに不要なケア」はないといっても過言ではありません．いつ行うか考えるのではなく，常に行うことが重要です．

さまざまな評価スケールを，経過のどの段階で行うかは，なかなかの難問です．こまめに行うに越したことはありませんが，あまりに行いすぎても煩雑になるだけですし，間隔が空きすぎると見落としのもとになります．それぞれの現場ごとに忙しさが異なるため，共通の答えはありません．また，使いにくいルールは浸透しないため，単にルールを決めれば解決，ともなりません．

私は，機械的にタイミングを定めるより，せん妄対策をいつ動かしはじめるのかのしくみが重要だと思います．治療の中で，「何かおかしい」，「対応に困る」と感じる場合に，とにかくせん妄と考えて対策を開始してみてはいかがでしょうか．

幸い，本書の対策は，不眠・せん妄どちらに適用しても大きな不具合は起きないよう設計してありますので，「せん妄ではないかもしれない」と恐れる必要はありません．また，「これはせん妄かもしれない」という感覚を養うために，「何かおかしい」と感じたときは，DST などのわかりやすいツールを使ってみることも役立つと思います．

主治医にどうやって相談したら…

Q4 主治医に，せん妄患者さんの対応をしてもらうよう相談しても，なかなか取りあってもらえません．どうすればよいでしょうか？

A4 「主治医の指示をもらう」ではなく，ケアを一緒に考えようとする姿勢，「私」ではなく患者さんが苦しんでいる・困っている，という視点で相談してみてください

夜も現場にいる看護師さんはせん妄の対応にとても苦労するのに対し，夜はもちろん，外来や手術で日中も病棟にいる時間の短い主治医は，その問題の大きさを感じにくいという構造があります．そのため,「せん妄は専門じゃない．指示薬でなんとかしておいて」という意識も働きがちです．

もちろん，そのような態度はチーム医療ではのぞましくはありませんが，すべての医療スタッフに完璧な対応を期待するのも現実的ではありません．

看護師さん側も，せん妄で大変なとき，「困っているので，先生，指示をください」といった言葉になっていないでしょうか．「先生（相手），○○してください」という言葉は，相手に批判されているという印象を与えてしまいます．医師も人間ですので，苦手な分野の対応を求められた場合，どうしても防衛的な心理が働いてしまい，お互い気まずくなることも少なくありません．

主治医も看護師さんも，「患者さんのため」という目標は共通なので，それを利用してみるのもいいでしょう．

「昼間は私たちがなんとかしているんですが，夜は○○さん（患者さん）がとても辛いとのことです」

「せっかくの治療のための薬が，うまく投与できません」

「○○さん（患者さん）の治療がうまくいくように，一緒に方法を考えてみたいのですが」

「このあいだ読んだせん妄対策の本に，このような方法が書いてありました．試すのはいかがでしょうか？」

相手に一方的に何かを求めるのではなく，同じ目標のために一緒に考える姿勢を伝えることは，せん妄患者さんの家族への対応でも有用ですし，主治医にも効果的です．

薬剤の提案などは，なかなか看護師さんから行いにくいこともあると思います．医療安全部や薬剤部などをつうじて，アドバイスを考えてくれる味方を探すのも効果的です．また，私の所属する緩和ケアチームも，普段からせん妄患者さんを多く診療していますので，「ちょっと相談」してみると，せん妄対策の薬や方法，どうやって主治医と相談したらよいかまで，アイディアがでてくることが多いと思います．

薬を飲んでくれません

Q5 せん妄対策の薬を,「毒は飲まない」などといって拒否する患者さんが多いです.どうすればよいでしょうか?

A5 (できれば)薬を飲ませようとするのではなく,なぜ患者さんが困っているのかを話してもらいましょう

せっかくせん妄対策の指示をもらって薬を準備しておいても,飲んでくれなければ効果を発揮しませんね.そんな状況だと注射もなかなか打たせてくれそうにありません.

では,なぜ飲んでくれないのか.「そんな薬なんか必要ない」,「毒なんか飲まない」などといわれる場面をよく思いだしてみてください.

せん妄の患者さんは,意識障害(注意力障害など)により,現状を把握しにくくなっています.「今は入院していて,病気の治療のためにさまざまな制約を受け入れなければならない」ということを理解できなければ,突然ドアから入ってきた知らない人に押さえつけられ,薬を飲めといわれてもなかなかうなずけません.

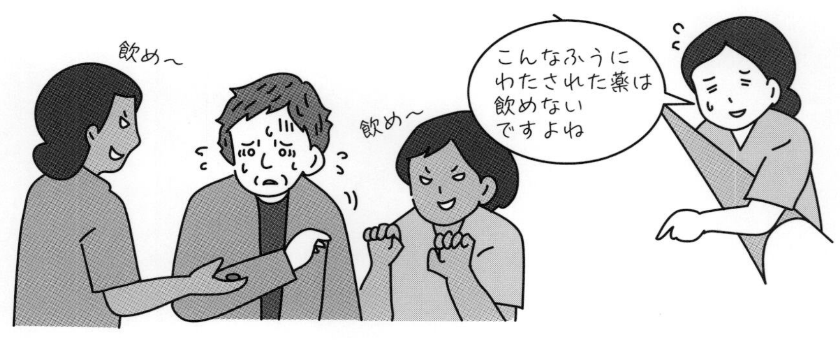
飲め〜
飲め〜
こんなふうに
わたされた薬は
飲めない
ですよね

どこかわからない場所で知らない人に囲まれて
突然わたされた錠剤

そこで,「(ここはどこなのか) 病院ですよ」,「(なにをしているのか) 入院治療をしていますよ」, など, 安心してもらい,「今どんなことで患者さん本人は困っているのか」を探り,「その心配は十分よくわかるので, 私に手助けさせて欲しい」という順番で会話ができれば, “変な薬を飲ませようとしてくるあやしい人”ではなく, “困っているこの症状をなんとかしてくれそうな病院の医療スタッフ”と思ってもらえるようになり, “薬の内服につながります.

ポイントは, 一方的に相手に要求するのではなく, 相手がして欲しいことを聞きだしつつ, こちらがして欲しいことと一致させる, という点です.

このような会話の内容が理解できないほど, 意識障害 / 認知力低下がある場合には, 説得で同意を得ることはなかなか困難ですので, 目につかないルートなどから点滴静注をする, さりげなく置いたコップの中に少量のお茶とリスペリドンのような液剤をまぜて, 喉が渇いたときに自然と飲むように仕向ける, などの方法も検討が必要です.

ナースステーションで頑張って起こしているのですが…

Q6 昼夜リズムを改善するために，ナースステーションで昼間，覚醒を促していますが，なかなかうまくいきません．どうすればよいでしょうか？

A6 夜寝ないのが困るから昼間起こしておく，という発想は捨てましょう

せん妄は昼夜リズムが崩れることが多く，夜間の不眠・不穏に対処するうえでも，日中覚醒を促す工夫は，せん妄対策としてよく紹介されているやりかたです．

しかし，ちょっと待ってください．その患者さんは回復期でリハビリテーションをするだけの状態ですか？　そうであれば，昼夜リズムの改善は重要ですが，まだ回復期ではない場合，ナースステーションで昼間起こしておく，という対応をもう一度見直しましょう．

昼間，起こすのはなぜでしょう？

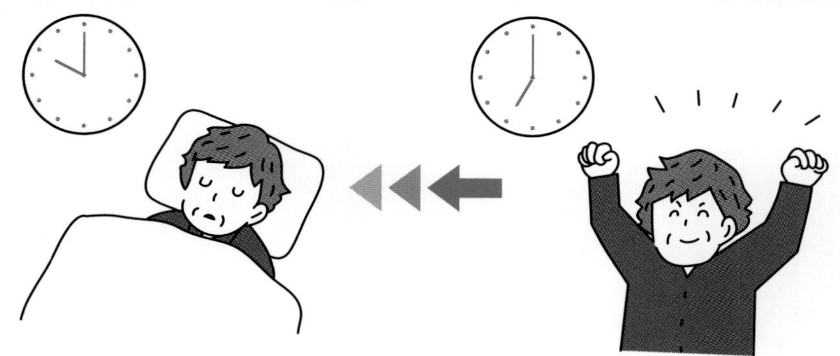

日中起きていると病気が治るから？
夜寝ないと看護師さんが困るから？

基本的に「安静」が必要だから入院しています．みなさんは，風邪で体が辛いときも，昼間だから起きていなければいけないと考え，ダイニングで座って無理矢理テレビを見るでしょうか？　いえ，横になって寝ますよね．肺炎などの感染症や重症疾患は，ナースステーションで昼間起こしていても治りません．昼夜リズムの乱れは病気によるせん妄の結果ですから，昼夜リズムのみを改善させても病気はよくならないのです．ICU では，昼夜リズムを改善しても病気はよくならなかった，との研究結果もあります[2]．

では，なぜ昼間覚醒を促したくなるのか．それは現在ある指示では，夜寝てくれない患者さんに対し，昼間起こしておいて寝不足にする以外の対策がないことが理由です．本書は，まず夜寝ることからせん妄対策をはじめますので，昼間体が辛いにもかかわらず起こしておく必要はありません．

もちろん，回復期には普通の生活に戻るために，せん妄対策ではなくリハビリテーションとして覚醒を促してくださいね．

薬を飲んでも効きません

Q7 せん妄の薬を投与しましたが，効きません．あるときはせん妄の薬を飲んで，かえってせん妄が悪化しました．どうすればよいでしょうか？

A7 **期待する効果に対し，正しい薬を使っているか再確認．眠くなる薬は，十分に眠るまで使っていますか？**

「薬が効かない」と感じられるとき，まず大事なのは，その薬にどんな効果を求めていたのかを考えることです．夜間の不穏なら「寝てほしい」，日中なら「こちらの指示をちゃんと聞いてほしい」，「暴れないでほしい」などでしょうか．

求める効果のためにきちんと適した薬を使っているかどうか，見直す必要があります．

●よくある落とし穴

▶**夜にあまり眠くならない薬を使っている**

ハロペリドール・リスペリドン・ヒドロキシジンなど

▶**副作用を恐れて十分な量を使えていない**

呼吸抑制のない薬の指示をもらっておく

患者さんに寝てほしいのに，ハロペリドール（セレネース®）やリスペリドン（リスパダール®）を投与しても，薬自体に催眠作用が乏しいですから，寝てくれません(→ p.55, ハロペリドール・リスペリドンはなぜ効かない？).

また「いうことを聞いてほしい」を目指して薬を使ったとしても，それはなかなか困難な目標です．たとえば，酔っ払っている人にハロペリドールを飲ませたら，途端に正気になるでしょうか？　多分無理ですよね．

求めている効果は現実に見合ったものなのか,「夜間はしっかり眠れる薬」,「日中は眠くならない薬」を適切に使用しているか，またはその指示がでているか，見直すことが第一歩です.

眠くなる＝意識障害の悪化ですから，使いはじめたら眠るまで（少なくとも十分不穏が鎮まるまで）使う必要がありますし，昼間に起きていてほしいときには逆効果になります．呼吸状態がわるい患者さんでも眠るまで十分使用できるよう，本書では薬剤を設定しています.

夜の薬は何時頃に飲ませたらよいですか？

Q8 不眠改善を目的とした夜の薬について，内服時間は夕食後と書いてありますが，就寝前のほうがよいのではないでしょうか？夕方飲ませる場合，追加は何時から可能でしょうか？

A8 **まずは夕食後に内服を．十分に薬を追加する余裕があり，効果を見極めやすい．量が決まったら，患者さんの昼夜リズムに合わせて，量や時間を調整**

本来は，いわゆる普通の人の就寝時刻（22～23時頃でしょうか）から5～7時間程度寝るのが，高齢者の平均的な睡眠パターンです．ですから，不眠症改善を目的とする場合，病院の21時頃の就寝時間は早すぎるのが，本来は問題なのですがここは変えられません．

ありがちな「就寝前内服」

21時すぎに内服

- ▶眠れない ➡ 22～23時に追加
- ▶眠れない ➡ 0～1時に追加
- ▶眠れない ➡ 2時をすぎているので もう追加は困難

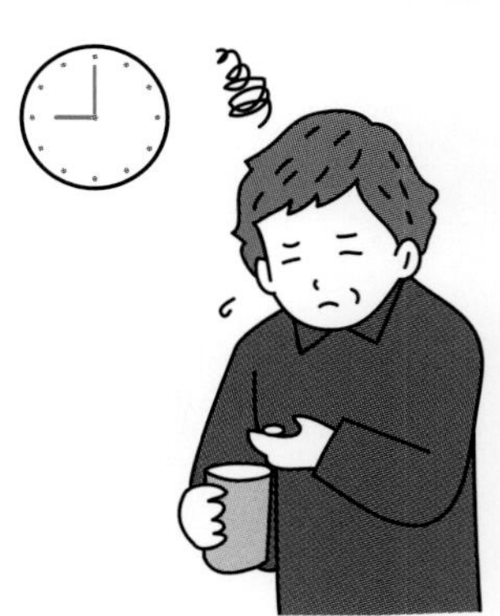

また，一度の使用ですべての人が速やかに眠ってくれる薬・量というものはありません．過量による有害事象を避けるため，少なめの量から試す必要があります．すると下の図のように，十分な追加が行えず結局眠れなかった，となりがちです．単なる不眠ならともかく，せん妄による不眠は，夜間の不穏・危険行動につながりますので，眠れなかったでは困ります．

そこで，本書のおすすめのように夕食後から内服をはじめると，一晩で3～4回は追加使用できますので，眠れる可能性が高くなります．また，これでも効果がない場合，翌日速やかに次の薬剤を検討できます．

せん妄のリスクがあるような全身性の疾患で入院している場合，21時頃に起きている必要性は低く（どうしても見たいドラマがあるなどでない限り），まずは夕食後から開始するのがよいと思います．一方，眠ることができる量が決まったら，就寝前などに内服時間をずらし，早朝覚醒を防ぐ工夫も有用です．これは，本人の使用感・病状などから判断が必要なため，現場の看護師さんの腕の見せ所になるでしょう．

「夕食後内服」なら

19時頃に内服

▶**眠れない ➡ 20～21時頃に追加**

▶**眠れない ➡ 22～23時頃に追加**

▶**眠れない ➡ 23～0時頃に追加**

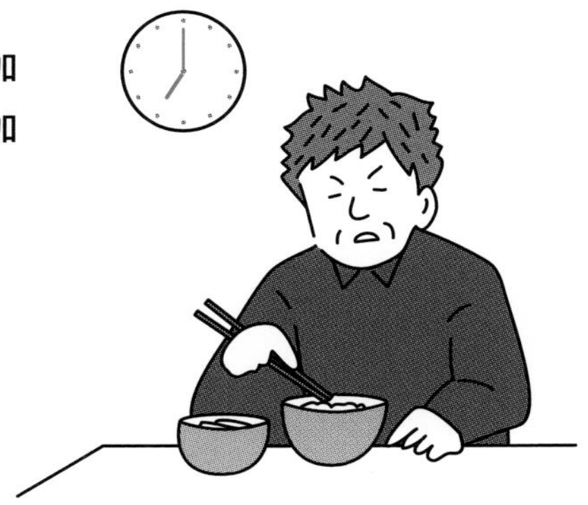

ラメルテオン（ロゼレム®），スボレキサント（ベルソムラ®），レンボレキサント（デエビゴ®）を飲んでも効きません

Q9 **不眠時の対策として，ラメルテオン（ロゼレム®），スボレキサント（ベルソムラ®），レンボレキサント（デエビゴ®）などの内服指示が増えました．不眠の予防もできると聞きましたが，せん妄の患者さんに飲ませてもなかなか効きません．どうすればよいでしょうか？**

A9 **ラメルテオン（ロゼレム®），スボレキサント（ベルソムラ®），レンボレキサント（デエビゴ®）は，効いたらいいな，のおまじないくらいに思っておくと，よい感じに使えます**

これらの薬はせん妄を悪化させにくく安全！
でも…
有効率はおおよそ半分くらい
ラメルテオン（ロゼレム®）はすぐには効かないことが多い

ベンゾジアゼピン受容体作動薬がせん妄の原因になることが，近年広まってきましたので，安全な「睡眠薬」としてこのような指示がでることが多くなりましたね．

これら薬剤の有効率はおおよそ5割と思っておけば間違いありません．コインを投げて裏表のどちらかがでる確率と同じようなものです．「今寝てくれないと困る・危険」という際には，薬が効かない症例のほうが印象に残りやすいため，この種の薬剤が効かないというイメージが強くなったのだと思

います．

せん妄の予防効果があるという研究結果もありますが，「せん妄を予防できる（100％近く）」ではなく「一部のせん妄は減らせるかもしれない」という話です．

これら薬剤は，不眠治療としても期待されていますが，こと「今日の夜間せん妄」においては，主軸となるような薬ではありません．

使用する順番を１番目にするか，２番目以降にするか，頓用にするのか定期使用にするのか，などに正解はありませんが，「より効いてくれたらいいな」とおまじない程度に期待すると，「お，なかなか効くことがあるね」と受け止められるようになると思います．

ヒドロキシジン（アタラックス®–P）などの抗ヒスタミン薬はせん妄にわるいと聞きました

Q10 せん妄の講演会で，抗コリン作用のある薬は使ってはならないと聞きました．本書のせん妄対策では推奨されているようで混乱しています．どうすればよいでしょうか？

A10 抗ヒスタミン（抗コリン）作用とベンゾジアゼピン受容体作動薬，どちらが安全・好ましいかは，むずかしい問題

とてもよく勉強されていますね．確かに，抗コリン作用は認知機能を低下させてしまうことがあります．また，本書でよく用いている抗ヒスタミン作用の薬は，ある程度の抗コリン作用があります．意識障害であるせん妄の発症に加え，抗コリン作用によってさらに認知機能を低下させてしまう懸念から，抗ヒスタミン薬の使用に対して否定的な専門家のご意見も少なくありません．ここがせん妄対策のむずかしいところです．

●せん妄対策で使える主な夜間の薬

▶抗ヒスタミン薬

呼吸抑制がない・認知機能低下の恐れ・けいれん閾値を低下させる

▶ベンゾジアゼピン受容体作動薬

血圧は下げないが，呼吸抑制の恐れ

▶デクスメデトミジン（DEX）

呼吸抑制がない・血圧低下作用・集中治療専用

他の疾患の意識障害によって低下した認知機能が，さらに下がらなければ，患者さんの治療はうまくいくのでしょうか？　仮に，「せん妄を改善させれば退院」の状況では，もちろん認知機能の低下は防がなければなりませんが，せん妄対策で何より重要なのは，原因となっている疾患の治療がうまくいくことです．

夜間に良眠が得られることはほとんどの疾患の治療において必要なことですが，主に使用される催眠作用をもつ薬は，いわゆる睡眠薬であるベンゾジアゼピン受容体作動薬，抗ヒスタミン薬（ある程度の抗コリン作用がある），デクスメデトミジン（DEX）（プレセデックス®）に限られます．このうち，デクスメデトミジンはICUなどの集中治療でしか使用できず，ベンゾジアゼピン受容体作動薬は呼吸抑制の恐れから，十分量使用することがむずかしい場合も多くみられます．そのような場合には，認知機能の多少の低下のリスクより，寝ないことによる原疾患治療の妨げのほうが，はるかに生命にかかわるリスクとなりますので，抗ヒスタミン作用のある薬剤の使用もやむを得ないと考えられます．

ここが「せん妄対策」と「せん妄治療」の，目的や手段においてもっとも異なる部分だと思います．

パーキンソン病の患者さんへの薬はよくないと聞きました

Q11 パーキンソン病の患者さんに，抗精神病薬を使ってはいけないと書いてありましたが，せん妄を起こしたらどうすればよいでしょうか？

A11 ドーパミン不足が原因のパーキンソン病では，抗精神病薬は症状を悪化させるが，入院を要するような病気を安全に治療できることが優先．神経内科の医師と相談しながら，抗うつ薬（トラゾドン・ミアンセリン），ベンゾジアゼピン受容体作動薬，少量の抗精神病薬を組み合わせて対応します

パーキンソン病は，ドーパミンの作用不足で起こりますが，抗精神病薬はドーパミンの働きを抑える薬剤です．そのため，抗精神病薬（ハロペリドール・リスペリドン・クエチアピン・クロルプロマジンなど）は，基本的にはパーキンソン病を悪化させます．

一方，内服で使用できるトラゾドン（レスリン®・デジレル®）・ミアンセリン（テトラミド®）は，抗うつ薬ですので，パーキンソン病でも使用しやすい薬剤です（ただし，エフピー®の使用時には，抗うつ薬も注意が必要になります）．

ただし，これだけでは対応がむずかしい場合には，少量の抗精神病薬を使用せざるを得ません．入院を要するような疾患と，慢性疾患であるパーキンソン病を比較した場合，まずは前者を治す必要があるからです．神経内科の医師との相談が必要ですが，おおむね通常の 1/3 ～ 1/2 程度の抗精神病薬は，必要であれば使ってもよい，とされることが多いです．たとえば，50 mg までのクエチアピン，注射なら 0.05 mg（0.1 mL）のハロペリドール，20 ～ 25 mg（4 ～ 5 mL）までのクロルプロマジンなどです．

少量の抗精神病薬，さらに必要に応じてベンゾジアゼピン受容体作動薬などを組み合わせて，原疾患を安全に治療できる環境をつくるのがよいでしょう．

脳外科では薬が使いにくいです

Q12 **脳外科の看護師です．術後など，患者さんが暴れてしまうことも多いのですが，どの薬を使ってよいのかわかりません．どうすればよいでしょうか？**

A12 **頭蓋内疾患（とくに急性期）では，いつから催眠作用のある薬剤を使ってよいか，主治医と綿密に相談を**

これは非常にむずかしい問題です．通常の疾患では，「医療安全を保つ＝夜間にしっかり寝る」となりますので，本書も夜間に眠ってもらうための薬剤を中心に取りあげています．

しかし脳外科では，意識状態がわるくなった場合，手術が必要になることもあります．眠くなる薬を使うと意識状態の判断がむずかしくなるため，逆に患者さんの安全が損なわれることがあります．せん妄対策は，治療中の患者さんの安全を保つことが１番の目的ですから，このような場合には，眠ってもらうより，身体抑制を行ったほうが，医療の安全が保たれることになります．

普通の疾患

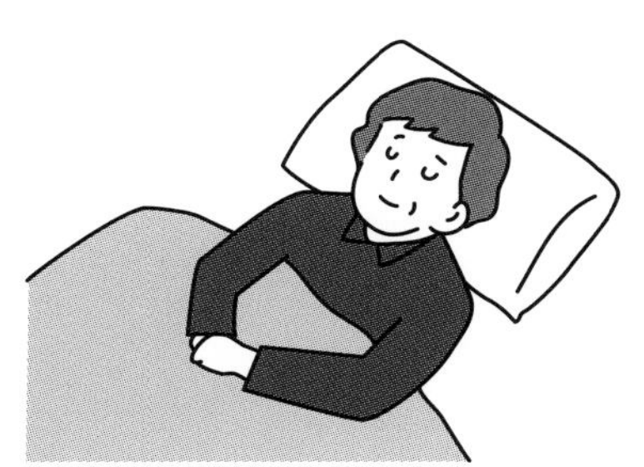

眠れることで，治療がうまくいく

脳外科などの頭蓋内疾患

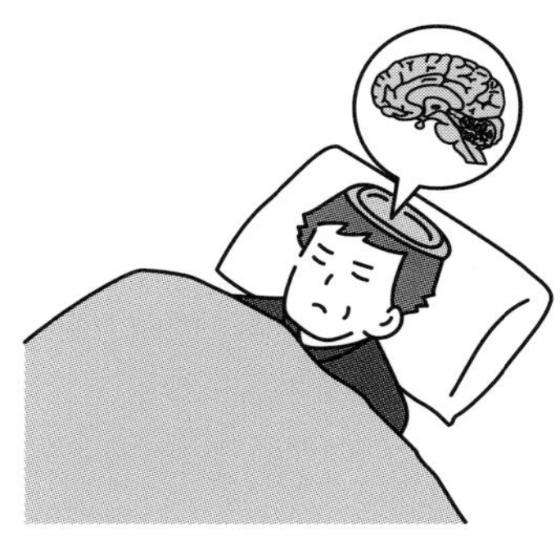

眠ってしまうと，治療の評価がしにくくなる場合がある

ただし，厳重に意識状態を観察しなければならない期間は数日以内のことが多いですから，主治医と，いつ頃から眠くなる薬剤を投与してよいかをよく相談するのがよいと思います．また，本書などに書かれている薬剤ではなく，主治医が慣れている薬剤のほうが，疾患による意識状態の変動か，薬剤の催眠作用かの判断がしやすいため，そちらを優先してください．

また，本書で催眠作用の主軸として活用している抗ヒスタミン作用は，けいれんの閾値を下げてしまうため，微弱なけいれんが起こっているときは，一段とけいれんを顕在化させてしまいます．しっかり抗けいれん薬が使用されている場合には問題ありませんが，その点も主治医とよく相談する必要があるでしょう．

チアプリド（グラマリール®）は使いますか？

Q13 **せん妄対策で，当院ではチアプリド（グラマリール®）がよく使われます．この本には書いていませんが，どうなのでしょうか？**

A13 とくに頭蓋内疾患の患者さんでは，よく効くことがあります

脳梗塞後の攻撃性やせん妄に対して，チアプリドを使用する現場もあると思います．試してみてもよい薬剤ですが，通常のせん妄に対しては顕著な効果を安定してだすという印象があまりなく，やや信頼性は落ちると思います．薬は，使う側の意図（寝かせたいのか，寝かせたくないのか，どこまで使うのか）などをはっきりさせたほうが使いやすく，効果も判定しやすくなります．

有効性が曖昧な薬剤は，効いているのか，増やすのか，やめるのか，短期間で判断しにくいため，時間単位で状況が変わるせん妄ではやや使いづらいでしょう．

ただし，脳梗塞・脳転移など頭蓋内疾患では，チアプリドが他の患者さんに比べてとてもよく効き，まさに「ぐっすり眠ってくれる」場合があります．同様に，普段はぼんやりする程度のことが多いリスペリドンも，このような患者さんには有用なことがありますので，試してみてもよいでしょう．

ICU で気をつけることはありますか？

Q14 ICU でせん妄の患者さんに対応する際のコツを教えてください．

A14 ①デクスメデトミジン，②ハロペリドール＋ミダゾラムなどが比較的使いやすいです．デクスメデトミジンとクロルプロマジンは併用しないほうがよいです

ICU はさまざまな臓器障害がある重症患者さんをケアするため，とくに薬剤の副作用に注意が必要になります．

たとえば，抗精神病薬には α_1 受容体遮断作用をもつものが多く，とくにその作用が強いクロルプロマジンは，血圧低下作用も強めです．ベンゾジアゼピン受容体作動薬は呼吸抑制の作用があるのはよくご存知ですね．

ICU でのせん妄対策については，「成人 ICU 患者に対する鎮痛・鎮静・せん妄管理ガイドライン改訂版（PADIS ガイドライン）」が策定されています．この中では，デクスメデトミジン（DEX）（プレセデックス®）の使用が推奨されています．デクスメデトミジンは呼吸抑制作用がなく（そのかわり血圧低下作用があります），調節性もよいすぐれた薬剤です．

このデクスメデトミジンの血圧低下作用は α_2 作動（α_1 阻害と同じ働き）ですので，両者を併用すると血圧が著しく低下してしまうことがあります．そのため，クロルプロマジンは基本的にデクスメデトミジンとは併用できません．また，抗精神病薬にも弱い α_1 阻害作用がありますので，デクスメデトミジンと併用し血圧が下がってしまった場合には，使用を中止しましょう．

デクスメデトミジンの効果が乏しい場合には，ミダゾラムの併用が基本となってきます．血圧が不安定でデクスメデトミジンが使用できない場合には，ハロペリドール＋ミダゾラムの組み合わせで必要な鎮静を維持することが多いでしょう．

デクスメデトミジンとハロペリドール＋ミダゾラムのどちらを優先するか

は，その患者さんの血圧が不安定なのか，呼吸が不安定なのかによっても変わってきます．

さらに，胃管などから薬剤を投与できる場合は，通常のせん妄対策の薬剤を併用することもできます．

ICUではやみくもに昼夜リズムを維持しても病状がよくなる効果は期待できないため，基本的には医療安全と患者さん本人の苦痛の状況を総合して，必要かつ最小限の鎮静を行うことを目標にします．CAM–ICU，ICDSCなどの評価ツールも併用しながら，薬剤の使用可否を主治医と相談するようにしてください．単なる不眠に対してデクスメデトミジンなどを使用することは勧められていませんが，ICU患者の不眠が，せん妄の要素がなく純粋な不眠であることはきわめて少ないと思われます．

薬はいつやめたらよいでしょうか？

Q15 せん妄の薬はいつまで続けて，いつやめたらよいでしょうか？

A15 困ったときは，まず十分な安全確保（眠ってもらう）．眠れたら，薬を減らしていく（頓用に）

せん妄に対する薬剤，とくに夜間の薬剤は意識状態を低下させますから，必要もないのに投与するのは避けるべきです．そのため，一度使いはじめた薬剤を漫然と定期的に使用するのは避けたほうがよいでしょう．落ち着いてきたら，頓用使用に切り替えていくと，自然と薬剤量が減っていきます．

ただし，昨今は認知症の患者さんが増えていますので，せん妄でなくても夜間の医療安全確保がむずかしくなりがちです．また，そもそも入院環境は良質な睡眠環境が妨害されるようにできていますから，入院中に限り，トラゾドンのような薬剤を睡眠薬の代替として継続的に使用することも，間違いとまではいえません．いつまで継続するかは，患者さん本人の希望や状態，推定される入院期間，自宅退院なのか施設転院かによっても異なります．

施設転院の場合，やはり環境の変化などに慣れてもらう期間も必要ですので，これまで夜間・日中に落ち着いて自宅外で過ごすために効果的だった薬剤を継続して使ってもらうことも理にかなっています．どのようなときにどの薬剤をどのくらい使用したか，看護サマリーに記載しておくと，スムーズな移動になるでしょう．

本書の対策が，抗精神病薬ではなく抗うつ薬を主に使っているのは，せん妄から不眠まで，幅広い状態に対応しやすくなるように，という理由もあります．

保険適用ではない薬は反対されます

Q16 クロルプロマジン（コントミン®），プロメタジン（ヒベルナ®）などの静注は，保険適用がなく，院内で反対されます．どうすればよいでしょうか？

A16 院内の医療安全部・薬剤部と十分な相談が必要ですが，患者さんに安全に医療を受けて欲しいという気持ちを伝えるとよいでしょう

これは現場の看護師さんというより，医療安全対策やチーム医療を統括するような看護師さんからよく聞かれるご質問ですね．

たしかに保険適用から外れる使用方法に対して懸念が生じるのも無理はありません．医療安全やその病院の薬剤委員会の基本方針にもかかわってきますので，絶対の正解はありません．

ただし，保険適用外の用法用量がただちにダメというわけではなく，日常の医療行為でもそこから逸脱することはよくあります．たとえばロキソプロフェンは発熱時によく使いますが，上気道炎以外の発熱に対する使用は保険適用ではありません（市販のロキソニン®Sは単なる発熱にも使用できます）．また，尿路結石・胆管炎など大半の内科的疾患や，がんの痛みに対する使用も保険適用がありません．

ポイントは，「適用外」が，薬の性質上使用できないものなのか，単に承認時のメーカーの申請内容による制限なのかを区別することです．

たとえば，コントミン®注には，同じクロルプロマジンの注射薬であるウインタミン®注という製剤が以前販売されており，こちらは静注の保険適用がありました．ですから，コントミン®注は，薬の性質としては静注可能なのです．

また，筋肉注射・皮下注射の大半は，注射後に比較的速やかに血管内に入ることで，全身に回ることを期待されています．1回静注のように急激に血中濃度が上がらないだけで，数分～30分程度かけて血液中に投与している

ことに変わりはありません.

緩和ケア・在宅医療領域では，このようなことを踏まえ，静注ルートが取りづらい患者さんに，逆に皮下注射・皮下点滴で静注の薬剤を投与することもよくあります.

本書でも，クロルプロマジンやプロメタジンを希釈して30分で点滴静注する方法については，添付文書どおりに使用する場合と比べて安全性が変わらないと考え，ご紹介しています．実際，全国のさまざまな緩和ケア病棟・せん妄対策の場でも，同様の方法で長年使用されています.

静注に対する反対意見は，保険適用やさまざまな安全を考えてのものだと思いますので，なぜ反対なのか，懸念の点はどこなのかをよく相談すると，静注に賛同が得られることも多いと思います.

本書のせん妄対策でこのような使用方法を用いるのも，院内の医療がより安全になることを意図したものですので！

身体抑制はどのように考えたらよいでしょうか？

Q17 身体抑制をしないように，ともいわれますが，どうしても減らせません．どうすればよいでしょうか？

A17 最低限の身体抑制は，患者さんの安全を保つためには必要です．身体抑制をするとき，“精神抑制”で苦痛を感じることを減らすことも検討しましょう

現実的には，身体抑制はやむを得ない手段の１つです．しかし，身体抑制をするときは，なるべく「精神抑制」も考えてみるのはどうでしょうか．

入院時にやったほうがいいこと

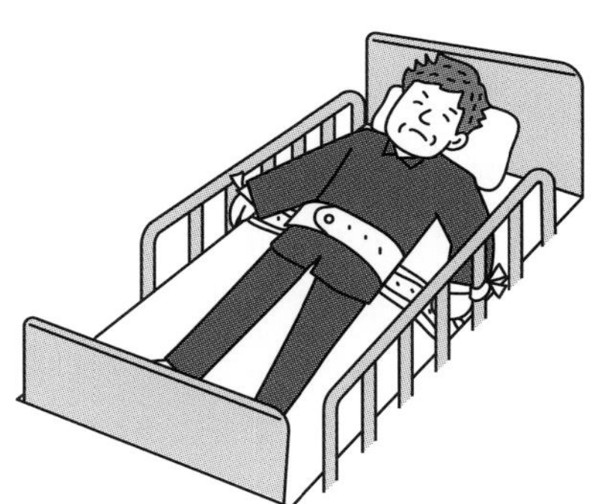

どちらが安全で病気が治るか

近年，安易な身体抑制については，厳しい目が注がれています．「身体抑制ゼロ」のスローガンを聞くこともあります．一方で，医療現場では事故を防ぐ必要もあります．とくにせん妄では，理性的な判断を行えなくなってしまうことが特徴で，「納得してもらったうえで医療を受けてもらう」ということが不可能になりがちです.

自己決定権はとても大切な概念ですが，ICU での術後せん妄中に「私は家に帰る」主張をすることは，もちろん適切な自己決定とはいえません.

法律的にも，患者さんの依頼で診療契約を結んでいるのですから，「病気をよくするために最善を尽くすこと」が医療スタッフの義務です．せん妄や認知症などの十分な判断ができない状況で，生命を脅かすような行動から患者さん自身を守ることも重要です.

1 人の患者さんに 24 時間つきっきりは不可能ですから，さまざまなせん妄対策などを併用するのはもちろんですが，患者さんの治療にかかわる安静やルート類などの安全確保のために，最低限の身体抑制が必要となる場面があります.

むやみな身体抑制は問題ですから，実施する場合は，なにが医療安全にかかわる危険なのか，アセスメントし，解消のための対策なども，しっかり記録などに残しましょう．また,緩和ケアを専門とする私からの「お願い」は,やむを得ず身体抑制を行う場合は,「精神抑制」つまり，意識状態をぼんやりさせることと併用することです.

苦痛はせん妄の異常行動を悪化させます．拘束感も「とにかく自由にして欲しい，ふりほどきたい」と暴れる原因になってしまいます．ですので，苦痛緩和の意味でも，夜間であればしっかり眠れる薬，日中でも軽い「眠くなる薬」もしくは「イライラを抑える薬」を検討してみてください.

しっかり眠れている，あるいはぼんやりしていてそこまで危険行動をしない，という状況になれば，身体抑制を中止できるかもしれません.

ぼんやりさせることは「せん妄を悪化させる」場合もありますが，身体抑制を実施している状況ですので，医療安全を阻害する行動を悪化させることはないはずです．さらに，しっかり覚醒しているほうが拘束感などの苦痛も強くなりますので，症状緩和の面からも「眠くなる薬」をある程度使用したほうがスムーズなことが多いと思います.

文献

1 Ogawa A, et al：Quality of care in hospitalized cancer patients before and after implementation of a systematic prevention program for delirium：the DELTA exploratory trial. Support Care Cancer 27 (2): 557-565, 2019

2 Simons KS, et al：Dynamic light application therapy to reduce the incidence and duration of delirium in intensive-care patients: a randomised controlled trial. Lancet Respir Med 4 (3): 194-202, 2016

索　引

数字

欧文

和文

ホントに不眠!?　ナースのためのせん妄対策

2022年7月15日　発行

著　者 山川　宣
発行者 小立健太
発行所 株式会社 南 江 堂
〒113-8410 東京都文京区本郷三丁目42番6号
☎(出版)03-3811-7189　(営業)03-3811-7239
ホームページ https://www.nankodo.co.jp/
印刷・製本 シナノ書籍印刷
組版・デザイン　アスラン編集スタジオ

How to Manage Poor Sleep and Delirium for Nurse

定価はカバーに表示してあります.
落丁・乱丁の場合はお取り替えいたします.
ご意見・お問い合わせはホームページまでお寄せください.

Printed and Bound in Japan
ISBN978-4-524-22573-6